药性歌括四百味白话讲记 ❷

中医古籍白话普及系列

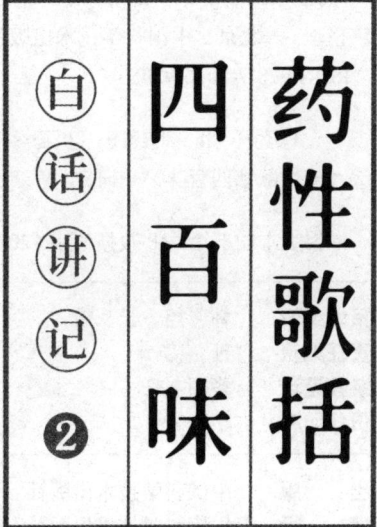

曾培杰 —— 编著
汪雪美 甘金宝 —— 整理

中国科学技术出版社
·北京·

图书在版编目（CIP）数据

《药性歌括四百味》白话讲记.②/曾培杰编著；汪雪美，甘金宝整理.—北京：中国科学技术出版社，2022.4（2024.4重印）
ISBN 978-7-5046-9205-4

Ⅰ.①药… Ⅱ.①曾… ②汪… ③甘… Ⅲ.①中药性味②《药性歌括四百味》—研究 Ⅳ.① R285.1

中国版本图书馆 CIP 数据核字（2021）第 192068 号

策划编辑	韩　翔　于　雷
责任编辑	延　锦
装帧设计	华图文轩
责任印制	李晓霖

出　　版	中国科学技术出版社
发　　行	中国科学技术出版社有限公司发行部
地　　址	北京市海淀区中关村南大街 16 号
邮　　编	100081
发行电话	010-62173865
传　　真	010-62179148
网　　址	http://www.cspbooks.com.cn

开　　本	889mm×1194mm　1/32
字　　数	107 千字
印　　张	8
版　　次	2022 年 4 月第 1 版
印　　次	2024 年 4 月第 2 次印刷
印　　刷	北京盛通印刷股份有限公司
书　　号	ISBN 978-7-5046-9205-4/R・2788
定　　价	26.00 元

（凡购买本社图书，如有缺页、倒页、脱页者，本社发行部负责调换）

内容提要

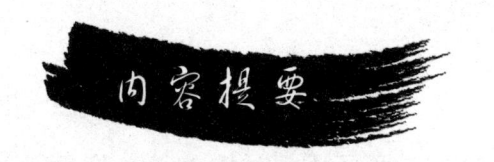

《药性歌括四百味》为明代医家龚廷贤所撰，在医药界流传颇广，影响很大，是一部深受读者欢迎的中医阐释性读物。该书以四言韵语文体，介绍了四百余味常用中药的功效和应用。内容简要，押韵和谐，便于记诵，不失为初学者的良师益友。但因成书久远，有些文字比较深奥，错讹之处亦属难免。鉴于此，编者以原著为依托，在无损原著的前提下，结合编者日常所遇病例，采用讲故事的形式，生动形象地讲述了各种药物的性味归经、主治及配伍方法等，轻松达到传播与教授中医文化及中草药知识的目的。本套丛书将四百余味中药划为110课，方便读者分段学习，有节奏，不枯燥。书中所举病例亦是通俗易懂，实用性强，适合于中医药工作者、中医药院校广大师生及中医药爱好者阅读参考。

前言

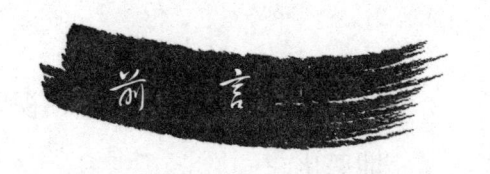

若人近贤良，譬如纸一张。

以纸包兰麝，因香而得香。

若人近邪友，譬如柳一条。

以柳穿鱼鳖，因臭而得臭。

如何获得健康美满的人生？

与经典为依，与善友为伴，与良师为导，与喜乐为食，以安心为家。

心善，言善，行善，视善，命运自然能够得到改善。

心恶，言恶，行恶，视恶，命运自然会不断地恶化。

一个人沉浸在这种善的环境中，哪有不好的人生？

目录

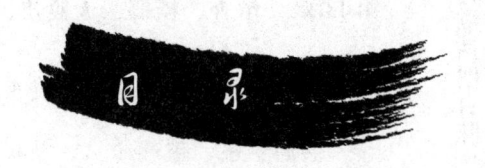

《药性歌括四百味》原文 / 001

第11课 枳壳、白豆蔻、青皮、陈皮 / 037

　　枳壳微寒，快气宽肠，胸中气结，胀满堪尝。

　　白蔻辛温，能祛瘴翳，温中行气，止呕和胃。

　　青皮苦温，能攻气滞，削坚平肝，安胃下食。

　　陈皮辛温，顺气宽膈，留白和胃，消痰去白。

第12课 苍术、厚朴、天南星、半夏 / 051

　　苍术苦温，健脾燥湿，发汗宽中，更祛瘴翳。

　　厚朴苦温，消胀泄满，痰气泻痢，其功不缓。

　　南星性热，能治风痰，破伤强直，风搐自安。

　　半夏味辛，健脾燥湿，痰厥头疼，嗽呕堪入。

第13课　藿香、槟榔、大腹皮、香薷　/　069

　　藿香辛温，能止呕吐，发散风寒，霍乱为主。

　　槟榔辛温，破气杀虫，祛痰逐水，专除后重。

　　腹皮微温，能下膈气，安胃健脾，浮肿消去。

　　香薷味辛，伤暑便涩，霍乱水肿，除烦解热。

第14课　扁豆、猪苓、泽泻、木通　/　087

　　扁豆微温，转筋吐泻，下气和中，酒毒能化。

　　猪苓味淡，利水通淋，消肿除湿，多服损肾。

　　泽泻甘寒，消肿止渴，除湿通淋，阴汗自遏。

　　木通性寒，小肠热闭，利窍通经，最能导滞。

第15课　车前子、地骨皮、木瓜、威灵仙　/　105

　　车前子寒，溺涩眼赤，小便能通，大便能实。

　　地骨皮寒，解肌退热，有汗骨蒸，强阴凉血。

　　木瓜味酸，湿肿脚气，霍乱转筋，足膝无力。

　　威灵苦温，腰膝冷痛，消痰痃癖，风湿皆用。

第16课　牡丹皮、玄参、沙参、丹参　/　127

牡丹苦寒，破血通经，血分有热，无汗骨蒸。

玄参苦寒，清无根火，消肿骨蒸，补肾亦可。

沙参味苦，消肿排脓，补肝益肺，退热除风。

丹参味苦，破积调经，生新去恶，祛除带崩。

第17课　苦参、龙胆草、五加皮、防己　/　145

苦参味苦，痈肿疮疥，下血肠风，眉脱赤癞。

龙胆苦寒，疗眼赤疼，下焦湿肿，肝经热烦。

五加皮温，祛痛风痹，健步坚筋，益精止沥。

防己气寒，风湿脚痛，热积膀胱，消痈散肿。

第18课　地榆、茯神、远志、酸枣仁　/　161

地榆沉寒，血热堪用，血痢带崩，金疮止痛。

茯神补心，善镇惊悸，恍惚健忘，兼除怒恚。

远志气温，能祛惊悸，安神镇心，令人多记。

酸枣味酸，敛汗祛烦，多眠用生，不眠用炒。

第19课　石菖蒲、柏子仁、益智仁、甘松　/　179

菖蒲性温，开心利窍，祛痹除风，出声至妙。

柏子味甘，补心益气，敛汗润肠，更疗惊悸。

益智辛温，安神益气，遗溺遗精，呕逆皆治。

甘松味香，善除恶气，治体香肌，心腹痛已。

第20课　小茴香、大茴香、干姜、附子　/　195

小茴性温，能除疝气，腹痛腰疼，调中暖胃。

大茴味辛，疝气脚气，肿痛膀胱，止呕开胃。

干姜味辛，表解风寒，炮苦逐冷，虚寒尤堪。

附子辛热，性走不守，四肢厥冷，回阳功有。

方药集锦　/　213

精彩回顾　/　234

后记　/　243

《药性歌括四百味》原文

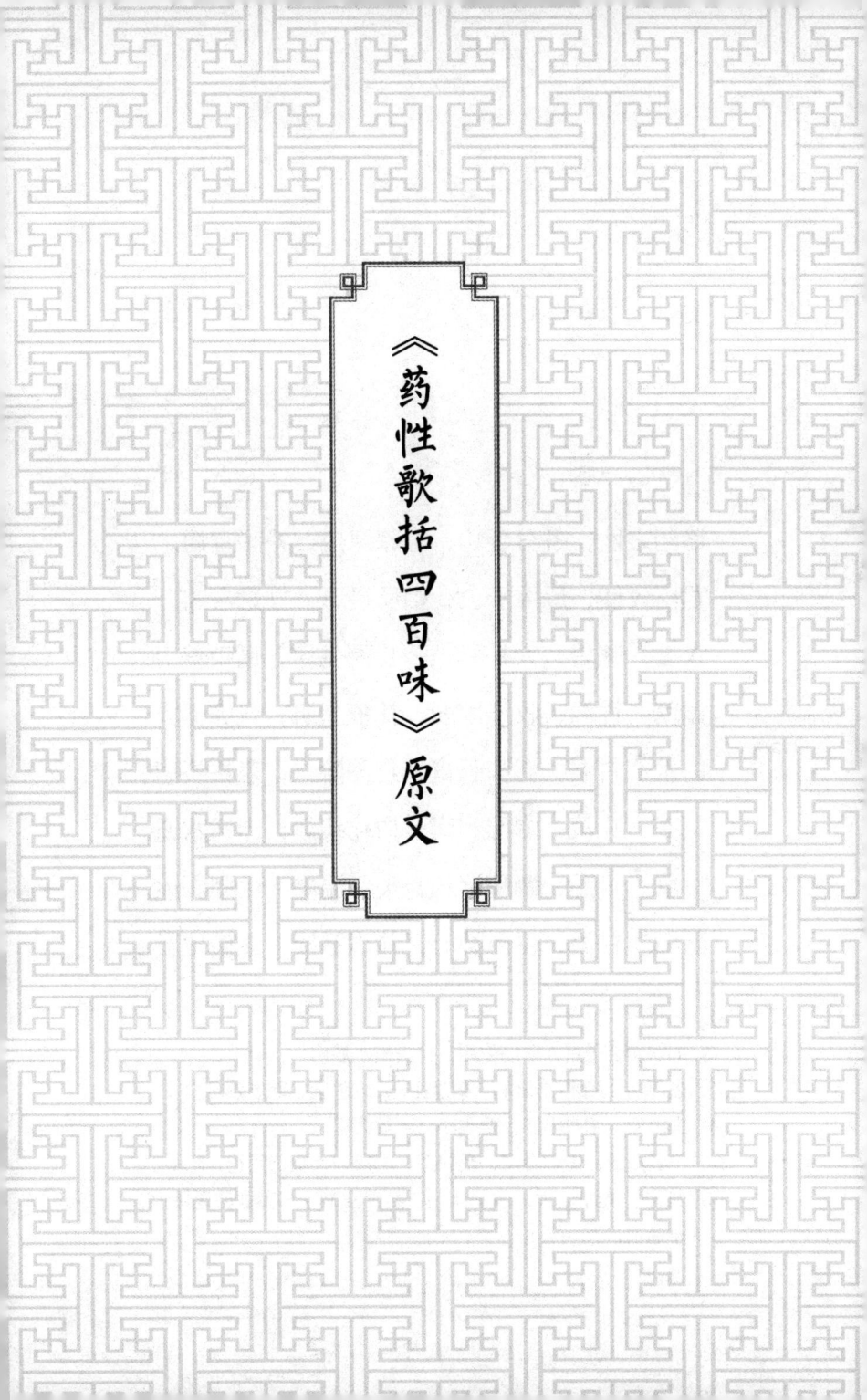

诸药之性，各有奇功，温凉寒热，补泻宜通。

君臣佐使，运用于衷，相反畏恶，立见吉凶。

人参[1]味甘，大补元气，止渴生津，调荣养卫。

黄芪[2]性温，收汗固表，托疮生肌，气虚莫少。

白术[3]甘温，健脾强胃，止泻除湿，兼祛痰痞。

茯苓[4]味淡，渗湿利窍，白化痰涎，赤通水道。

甘草[5]甘温，调和诸药，炙则温中，生则泻火。

当归[6]甘温，生血补心，扶虚益损，逐瘀生新。

---

[1] 去芦用，反藜芦。

[2] 绵软如箭干者，疮疡生用，补虚蜜水炒用。

[3] 去芦油，淘米泔水洗，薄切晒干，或陈土、壁土炒。

[4] 去黑皮，中有赤筋，要去净，不损人目。

[5] 一名国老，能解百毒，反甘遂、海藻、大戟、芫花。

[6] 酒浸，洗净切片，体肥痰盛，姜汁浸晒。身养血，尾破血，全活血。

白芍①酸寒，能收能补，泻痢腹痛，虚寒勿与。

赤芍②酸寒，能泻能散，破血通经，产后勿犯。

生地③微寒，能消湿热，骨蒸烦劳，养阴凉血。

熟地④微温，滋肾补血，益髓填精，乌须黑发。

麦门⑤甘寒，解渴祛烦，补心清肺，虚热自安。

天门⑥甘寒，肺痿肺痈，消痰止嗽，喘热有功。

黄连⑦味苦，泻心除痞，清热明眸，厚肠止痢。

黄芩⑧苦寒，枯泻肺火，子清大肠，湿热皆可。

黄柏⑨苦寒，降火滋阴，骨蒸湿热，下血堪任。

栀子⑩性寒，解郁除烦，吐衄胃痛，火降小便。

---

① 有生用者，有酒炒用者。
② 宜用生。
③ 一名地髓，怀庆出者，用酒洗，竹刀切片，晒干。
④ 用怀庆生地黄，酒拌蒸至黑色，竹刀切片，勿犯铁器，忌萝卜葱蒜，用姜汁炒，除膈闷。
⑤ 水浸，去心用，不令人烦。
⑥ 水浸，去心皮。
⑦ 去须，下火童便，痰火姜汁，伏火盐汤，气滞火吴萸，肝胆火猪胆，实火朴硝，虚火酒炒。
⑧ 去皮枯朽，或生或酒炒。
⑨ 去粗皮，或生，或酒，或蜜，或童便，或乳汁炒，一名黄檗。
⑩ 生用清三焦实火，炒黑清三焦郁热，又能清曲屈之火。

连翘[1]苦寒,能消痈毒,气聚血凝,湿热堪逐。
石膏[2]大寒,能泻胃火,发渴头疼,解肌立妥。
滑石[3]沉寒,滑能利窍,解渴除烦,湿热可疗。
贝母[4]微寒,止嗽化痰,肺痈肺痿,开郁除烦。
大黄苦寒,实热积聚,蠲痰逐水,疏通便闭。
柴胡[5]味苦,能泻肝火,寒热往来,疟疾均可。
前胡[6]微寒,宁嗽化痰,寒热头痛,痞闷能安。
升麻[7]性寒,清胃解毒,升提下陷,牙痛可逐。
桔梗[8]味苦,疗咽痛肿,载药上升,开胸利壅。
紫苏叶[9]辛,风寒发表,梗下诸气,消除胀满。
麻黄[10]味辛,解表出汗,身热头痛,风寒发散。

---

[1] 去梗心。
[2] 或生或煅,一名解石。
[3] 细腻洁白者佳,粗头青黑者勿用,研末以水飞过。
[4] 去心,黄白色轻松者佳。
[5] 去芦,要北者佳。
[6] 去芦,要软者佳。
[7] 去须,青绿者佳。
[8] 去芦,青白者佳。
[9] 背面并紫者佳。
[10] 去根节,宜陈久,止汗用根。

葛根①味甘，祛风发散，温疟往来，止渴解酒。

薄荷②味辛，最清头目，祛风散热，骨蒸宜服。

防风③甘温，能除头晕，骨节痹疼，诸风口噤。

荆芥④味辛，能清头目，表汗祛风，治疮消瘀。

细辛⑤辛温，少阴头痛，利窍通关，风湿皆用。

羌活⑥微温，祛风除湿，身痛头疼，舒筋活络。

独活⑦辛苦，颈项难舒，两足湿痹，诸风能除。

知母⑧味苦，热渴能除，骨蒸有汗，痰咳皆舒。

白芷⑨辛温，阳明头痛，风热瘙痒，排脓通用。

藁本⑩气温，除头巅顶，寒湿可祛，风邪可屏。

香附⑪味甘，快气开郁，止痛调经，更消宿食。

---

① 白粉者佳。
② 一名鸡苏，龙脑者佳，辛香通窍而散风热。
③ 去芦。
④ 一名假苏，用穗又能止冷汗虚汗。
⑤ 华阴者佳，反藜芦，能发少阴之汗。
⑥ 一名羌青，目赤亦要。
⑦ 一名独摇草，又名胡王使者。
⑧ 去皮毛，生用泻胃火，酒炒泻肾火。
⑨ 一名芳香，可作面脂。
⑩ 去芦。
⑪ 即莎草根，忌铁器。

乌药①辛温，心腹胀痛，小便滑数，顺气通用。

枳实②味苦，消食除痞，破积化痰，冲墙倒壁。

枳壳③微寒，快气宽肠，胸中气结，胀满堪尝。

白蔻④辛温，能祛瘴翳，温中行气，止呕和胃。

青皮⑤苦温，能攻气滞，削坚平肝，安胃下食。

陈皮⑥辛温，顺气宽膈，留白和胃，消痰去白。

苍术⑦苦温，健脾燥湿，发汗宽中，更祛瘴翳。

厚朴⑧苦温，消胀泄满，痰气泻痢，其功不缓。

南星⑨性热，能治风痰，破伤强直，风搐自安。

半夏⑩味辛，健脾燥湿，痰厥头疼，嗽呕堪入。

藿香⑪辛温，能止呕吐，发散风寒，霍乱为主。

---

① 一名旁其，一名天台乌。
② 如鹅眼，色黑，陈者佳，水浸去瓤，切片麸炒。
③ 水浸去瓤，切片麸炒。
④ 去壳取仁。
⑤ 水浸去瓤，切片。
⑥ 温水略洗，刮去瓤，又名橘红。
⑦ 米泔水浸透，搓去黑皮，切片炒干。
⑧ 要厚如紫豆者佳，去粗皮，姜汁炒。
⑨ 姜汤泡透，切片用，或为末，包入牛胆内，名曰牛胆南星。
⑩ 一名守田，反乌头，滚水泡透，切片，姜汁炒。
⑪ 或用叶，或用梗，或梗叶兼用。

槟榔①辛温，破气杀虫，祛痰逐水，专除后重。

腹皮②微温，能下膈气，安胃健脾，浮肿消去。

香薷③味辛，伤暑便涩，霍乱水肿，除烦解热。

扁豆④微温，转筋吐泻，下气和中，酒毒能化。

猪苓⑤味淡，利水通淋，消肿除湿，多服损肾。

泽泻⑥甘寒，消肿止渴，除湿通淋，阴汗自遏。

木通⑦性寒，小肠热闭，利窍通经，最能导滞。

车前子⑧寒，溺涩眼赤，小便能通，大便能实。

地骨皮⑨寒，解肌退热，有汗骨蒸，强阴凉血。

木瓜⑩味酸，湿肿脚气，霍乱转筋，足膝无力。

威灵⑪苦温，腰膝冷痛，消痰痃癖，风湿皆用。

---

① 如鸡心者佳。
② 多有鸩粪毒，用黑豆汤洗净。
③ 陈久者佳。
④ 微炒。
⑤ 削去黑皮，切片。
⑥ 去毛。
⑦ 去皮切片。
⑧ 去壳。
⑨ 去骨。
⑩ 酒洗。
⑪ 去芦酒洗。

牡丹[1]苦寒，破血通经，血分有热，无汗骨蒸。

玄参[2]苦寒，清无根火，消肿骨蒸，补肾亦可。

沙参[3]味苦，消肿排脓，补肝益肺，退热除风。

丹参[4]味苦，破积调经，生新去恶，祛除带崩。

苦参[5]味苦，痈肿疮疥，下血肠风，眉脱赤癞。

龙胆苦寒，疗眼赤疼，下焦湿肿，肝经热烦。

五加皮[6]温，祛痛风痹，健步坚筋，益精止沥。

防己气寒，风湿脚痛，热积膀胱，消痈散肿。

地榆[7]沉寒，血热堪用，血痢带崩，金疮止痛。

茯神[8]补心，善镇惊悸，恍惚健忘，兼除怒恚。

远志[9]气温，能祛惊悸，安神镇心，令人多记。

酸枣[10]味酸，敛汗祛烦，多眠用生，不眠用炒。

---

[1] 去骨。
[2] 紫黑者佳，反藜芦。
[3] 去芦，反藜芦。
[4] 反藜芦。
[5] 反藜芦。
[6] 此皮浸酒，轻身延寿，宁得一把五加，不用金玉满车。
[7] 如虚寒水泻，切宜忌之。
[8] 去皮木。
[9] 甘草汤浸一宿，去骨晒干。
[10] 去核取仁。

菖蒲①性温，开心利窍，祛痹除风，出声至妙。
柏子②味甘，补心益气，敛汗润肠，更疗惊悸。
益智③辛温，安神益气，遗溺遗精，呕逆皆治。
甘松味香，善除恶气，治体香肌，心腹痛已。
小茴④性温，能除疝气，腹痛腰疼，调中暖胃。
大茴⑤味辛，疝气脚气，肿痛膀胱，止呕开胃。
干姜⑥味辛，表解风寒，炮苦逐冷，虚寒尤堪。
附子⑦辛热，性走不守，四肢厥冷，回阳功有。
川乌⑧大热，搜风入骨，湿痹寒疼，破积之物。
木香⑨微温，散滞和胃，诸风能调，行肝泻肺。
沉香降气，暖胃追邪，通天彻地，气逆为佳。

---

① 去毛，一寸九节者佳，忌铁器。
② 去壳取仁，即柏仁。
③ 去壳取仁，研碎。
④ 盐酒炒。
⑤ 即怀香子。
⑥ 纸包水浸，火煨，切片慢火煨至极黑，亦有生用者。
⑦ 皮黑，顶正圆，一两一枚者佳，面裹火煨，去皮脐，童便浸一宿，慢火煮，晒干密封，切片用，亦有该用生者。
⑧ 顶歪斜，制同附子。
⑨ 形如枯骨，苦口粘牙者佳。

丁香① 辛热，能除寒呕，心腹疼痛，温胃可晓。

砂仁② 性温，养胃进食，止痛安胎，行气破滞。

荜澄茄③ 辛，除胀化食，消痰止哕，能逐寒气。

肉桂④ 辛热，善通血脉，腹痛虚寒，温补可得。

桂枝小梗，横行手臂，止汗舒筋，治手足痹。

吴萸⑤ 辛热，能调疝气，脐腹寒疼，酸水能治。

延胡⑥ 气温，心腹卒痛，通经活血，跌仆血崩。

薏苡⑦ 味甘，专除湿痹，筋节拘挛，肺痈肺痿。

肉蔻⑧ 辛温，脾胃虚冷，泻痢不休，功可立等。

草蔻⑨ 辛温，治寒犯胃，作痛吐呕，不食能食。

诃子⑩ 味苦，涩肠止痢，痰嗽喘急，降火敛肺。

---

① 雄丁香如钉子长，雌丁香如枣核大。
② 去壳取仁。
③ 系嫩胡椒，青时摘取者是。
④ 去粗皮，不见火，妊娠用要炒黑，厚者肉桂，薄者官桂。
⑤ 去梗，汤泡，微炒。
⑥ 即玄胡索。
⑦ 一名穿谷米，去壳取仁。
⑧ 一名肉果，面包，煨熟切片，纸包，捶去油。
⑨ 建宁有淡红花内白色子是真的。
⑩ 又名诃藜勒，六棱黑色者佳，火煨去核。

草果①味辛，消食除胀，截疟逐痰，解瘟辟瘴。

常山②苦寒，截疟除痰，解伤寒热，水胀能宽。

良姜③性热，下气温中，转筋霍乱，酒食能攻。

山楂④味甘，磨消肉食，疗疝催疮，消膨健胃。

神曲⑤味甘，开胃进食，破结逐痰，调中下气。

麦芽⑥甘温，能消宿食，心腹膨胀，行血散滞。

苏子味辛，祛痰降气，止咳定喘，更润心肺。

白芥子⑦辛，专化胁痰，疟蒸痞块，服之能安。

甘遂⑧苦寒，破癥消痰，面浮蛊胀，利水能安。

大戟⑨甘寒，消水利便，腹胀癥坚，其功瞑眩。

芫花⑩寒苦，能消胀蛊，利水泻湿，止咳痰吐。

---

① 去壳取仁。
② 酒浸切片。
③ 结实秋收名红豆蔻，善解酒毒，余治同。
④ 一名糖球子，俗呼山里红，蒸，去核用。
⑤ 炒黄色。
⑥ 炒，孕妇勿用，恐堕胎元。
⑦ 微炒。
⑧ 反甘草。
⑨ 反甘草。
⑩ 反甘草。

商陆① 苦寒，赤白各异，赤者消风，白利水气。

海藻② 咸寒，消瘿散疬，除胀破癥，利水通闭。

牵牛③ 苦寒，利水消肿，蛊胀痃癖，散滞除壅。

葶苈④ 辛苦，利水消肿，痰咳癥瘕，治喘肺痈。

瞿麦辛寒，专治淋病，且能堕胎，通经立应。

三棱⑤ 味苦，利血消癖，气滞作痛，虚者当忌。

五灵味甘，血滞腹痛，止血用炒，行血用生。

干漆⑥ 辛温，通经破瘕，追积杀虫，效如奔马。

蒲黄味甘，逐瘀止崩，补血须炒，破血用生。

苏木甘咸，能行积血，产后血经，兼医仆跌。

桃仁⑦ 甘平，能润大肠，通经破瘀，血瘕堪尝。

莪术⑧ 温苦，善破痃癖，止痛消瘀，通经最宜。

姜黄味辛，消痈破血，心腹结痛，下气最捷。

---

① 一名章柳。
② 与海带、昆布，散结溃坚功同，反甘草。
③ 黑者属水力速，白者属金力迟，并取头末用。
④ 隔纸略炒。
⑤ 去毛，火煨，切片，醋炒。
⑥ 捣，炒令烟尽，生则损人伤胃。
⑦ 汤浸，尖皮皆去尽，研如泥。
⑧ 去根，火煨，切片，醋炒。

郁金味苦，破血生肌，血淋溺血，郁结能舒。
金银花[9]甘，疗痈无对，未成则散，已成则溃。
漏芦[10]性寒，祛恶疮毒，补血排脓，生肌长肉。
蒺藜味苦，疗疮瘙痒，白癜头疮，翳除目朗。
白及味苦，功专收敛，肿毒疮疡，外科最善。
蛇床辛苦，下气温中，恶疮疥癞，逐瘀祛风。
天麻味甘，能祛头眩，小儿惊痫，拘挛瘫痪。
白附辛温，治面百病，血痹风疮，中风痰症。
全蝎味辛，祛风痰毒，口眼㖞斜，风痫发搐。
蝉蜕甘寒，消风定惊，杀疳除热，退翳侵睛。
僵蚕[11]味咸，诸风惊痫，湿痰喉痹，疮毒瘢痕。
蜈蚣[12]味辛，蛇虺恶毒，镇惊止痉，堕胎逐瘀。
木鳖甘寒，能追疮毒，乳痈腰疼，消肿最速。
蜂房咸苦，惊痫瘛疭，牙疼肿毒，瘰疬乳痈。

---

[9] 一名忍冬，一名鹭鸶藤，一名金钗股，一名老翁须。
[10] 一名野兰。
[11] 去丝酒炒。
[12] 头足赤者佳，炙黄，去头足。

花蛇①温毒，瘫痪㖞斜，大风疥癞，诸毒称佳。

蛇蜕咸平，能除翳膜，肠痔蛊毒，惊痫搐搦。

槐花味苦，痔漏肠风，大肠热痢，更杀蛔虫。

鼠粘子②辛，能除疮毒，瘾疹风热，咽疼可逐。

茵陈味苦，退疸除黄，泻湿利水，清热为凉。

红花辛温，最消瘀热，多则通经，少则养血。

蔓荆子苦，头疼能医，拘挛湿痹，泪眼堪除。

兜铃③苦寒，能熏痔漏，定喘消痰，肺热久嗽。

百合味甘，安心定胆，止嗽消浮，痈疽可啖。

秦艽④微寒，除湿荣筋，肢节风痛，下血骨蒸。

紫菀⑤苦辛，痰喘咳逆，肺痈吐脓，寒热并济。

款花⑥甘温，理肺消痰，肺痈喘咳，补劳除烦。

金沸草⑦温，消痰止嗽，明目祛风，逐水尤妙。

---

① 两鼻孔，四獠牙，头戴二十四朵花，尾上有个佛指甲，是出蕲州者佳。
② 一名牛蒡子，一名大力子，一名恶实。
③ 去膈膜根，名青木香，散气。
④ 新好罗纹者佳。
⑤ 去头。
⑥ 要嫩茸，去本。
⑦ 一名旋覆花，一名金钱花。

桑皮①甘辛，止嗽定喘，泻肺火邪，其功不浅。
杏仁②温苦，风寒喘嗽，大肠气闭，便难切要。
乌梅酸温，收敛肺气，止渴生津，能安泻痢。
天花粉寒，止渴祛烦，排脓消毒，善除热痰。
瓜蒌仁③寒，宁嗽化痰，伤寒结胸，解渴止烦。
密蒙花④甘，主能明目，虚翳青盲，服之效速。
菊花⑤味甘，除热祛风，头晕目赤，收泪殊功。
决明子甘，能祛肝热，目疼收泪，仍止鼻血。
犀角酸寒，化毒辟邪，解热止血，消肿毒蛇。
羚羊角寒，明目清肝，祛惊解毒，神志能安。
龟甲⑥味甘，滋阴补肾，止血续筋，更医颅囟。
木贼味甘，祛风退翳，能止月经，更消积聚。
鳖甲⑦咸平，劳嗽骨蒸，散瘀消肿，祛痞除癥。

---

① 风寒新嗽生用，虚劳久嗽，蜜水炒用，去红皮。
② 单仁者，泡去皮尖，麸炒入药，双仁者有毒，杀人，勿用。
③ 去壳用仁，重纸包，砖压掺之，只一度去油用。
④ 酒洗，蒸过晒干。
⑤ 家园内味甘黄小者佳，去梗。
⑥ 即败龟板。
⑦ 去裙，蘸醋炙黄。

桑上寄生，风湿腰痛，止漏安胎，疮疡亦用。

火麻①味甘，下乳催生，润肠通结，小水能行。

山豆根②苦，疗咽痛肿，敷蛇虫伤，可救急用。

益母草③苦，女科为主，产后胎前，生新祛瘀。

紫草咸寒，能通九窍，利水消膨，痘疹最要。

紫葳④味酸，调经止痛，崩中带下，癥瘕通用。

地肤子⑤寒，祛膀胱热，皮肤瘙痒，除热甚捷。

楝根性寒，能追诸虫，疼痛立止，积聚立通。

樗根⑥味苦，泻痢带崩，肠风痔漏，燥湿涩精。

泽兰甘苦，痈肿能消，打扑伤损，肢体虚浮。

牙皂⑦味辛，通关利窍，敷肿痛消，吐风痰妙。

芜荑味辛，驱邪杀虫，痔瘘癣疥，化食除风。

雷丸⑧味苦，善杀诸虫，癫痫蛊毒，治儿有功。

---

① 微炒，砖擦去壳，取仁。
② 俗名金锁匙。
③ 一名茺蔚子。
④ 即凌霄花。
⑤ 一名铁扫帚子。
⑥ 去粗皮，取二层白皮，切片酒炒。
⑦ 去弦子粗皮，不蛀者佳。
⑧ 赤者杀人，白者佳，甘草煎水泡一宿。

胡麻仁①甘，疗肿恶疮，熟补虚损，筋壮力强。

苍耳子苦，疥癣细疮，驱风湿痹，瘙痒堪尝。

蕤仁味甘，风肿烂弦，热胀胬肉，眼泪立痊。

青葙子苦，肝脏热毒，暴发赤瘴，青盲可服。

谷精草②辛，牙齿风痛，口疮咽痹，眼翳通用。

白薇大寒，疗风治疟，人事不知，昏厥堪却。

白蔹微寒，儿疟惊痫，女阴肿痛，痈疔可啖。

青蒿气寒，童便熬膏，虚热盗汗，除骨蒸劳。

茅根味甘，通关逐瘀，止吐衄血，客热可去。

大小蓟苦，消肿破血，吐衄咯唾，崩漏可啜。

枇杷叶③苦，偏理肺脏，吐秽不止，解酒清上。

射干④味苦，逐瘀通经，喉痹口臭，痈毒堪凭。

鬼箭羽⑤苦，通经堕胎，杀虫破结，驱邪除乖。

夏枯草⑥苦，瘰疬瘿瘤，破癥散结，湿痹能瘳。

---

① 一名巨胜，黑者佳。
② 一名戴星草。
③ 布拭去毛。
④ 一名乌翣根。
⑤ 一名卫矛。
⑥ 冬至后发生，夏至时枯。

卷柏味辛，癥瘕血闭，风眩痿躄，更驱鬼疰。

马鞭味苦，破血通经，癥瘕痞块，服之最灵。

鹤虱味苦，杀虫追毒，心腹卒痛，蛔虫堪逐。

白头翁温，散癥逐血，瘿疬疟疝，止痛百节。

旱莲草甘，生须黑发，赤痢堪止，血流可截。

慈菇辛苦，疔肿痈疽，恶疮瘾疹，蛇虺并施。

榆皮①味甘，通水除淋，能利关节，敷肿痛定。

钩藤②微寒，疗儿惊痫，手足瘛疭，抽搐口眼。

豨莶③味苦，追风除湿，聪耳明目，乌须黑发。

辛夷④味辛，鼻塞流涕，香臭不闻，通窍之剂。

续随子⑤辛，恶疮蛊毒，通经消积，不可过服。

海桐皮苦，霍乱久痢，疳䘌疥癣，牙痛亦治。

石楠藤⑥辛，肾衰脚弱，风淫湿痹，堪为妙药。

---

① 取里面白皮，切片晒干。
② 苗类钓钩，故曰钩藤。
③ 蜜同酒浸，九晒为丸服。
④ 去心毛。
⑤ 一名千金子，一名拒冬实，去皮壳，取仁，纸包，压去油。
⑥ 一名鬼目。

大青气寒，伤寒热毒，黄汗黄胆，时疫宜服。

侧柏叶苦，吐衄崩痢，能生须眉，除湿之剂。

槐实①味苦，阴疮湿痒，五痔肿痛，止血极莽。

瓦楞子②咸，妇人血块，男子痰癖，癥瘕可瘥。

棕榈子苦，禁泄涩痢，带下崩中，肠风堪治。

冬葵子③寒，滑胎易产，癃利小便，善通乳难。

淫羊藿④辛，阴起阳兴，坚筋益骨，志强力增。

松脂⑤味甘，滋阴补阳，驱风安脏，膏可贴疮。

覆盆子⑥甘，肾损精竭，黑须明眸，补虚续绝。

合欢⑦味甘，利人心志，安脏明目，快乐无虑。

金樱子⑧涩，梦遗精滑，禁止遗尿，寸白虫杀。

楮实味甘，壮筋明目，益气补虚，阴痿当服。

---

① 即槐角黑子也。
② 即蚶子壳，火煅醋淬。
③ 即葵菜子。
④ 即仙灵脾，俗呼三枝九叶草也。
⑤ 一名沥青。
⑥ 去蒂。
⑦ 即交枝树。
⑧ 霜后红熟，去核。

郁李仁①酸，破血润燥，消肿利便，关格通导。

密陀僧咸，止痢医痔，能除白癜，诸疮可治。

伏龙肝②温，治疫安胎，吐血咳逆，心烦妙哉。

石灰味辛，性烈有毒，辟虫立死，堕胎甚速。

穿山甲③毒，痔癖恶疮，吹奶肿痛，通经排脓。

蚯蚓气寒，伤寒温病，大热狂言，投之立应。

蟾蜍气凉，杀疳蚀癖，瘟疫能碎，疮毒可祛。

刺猬皮苦，主医五痔，阴肿疝痛，能开胃气。

蛤蚧味咸，肺痿血咯，传尸劳疰，服之可却。

蝼蛄味咸，治十水肿，上下左右，效不旋踵。

桑螵蛸咸，淋浊精泄，除疝腰疼，虚损莫缺。

田螺④性冷，利大小便，消肿除热，醒酒立见。

水蛭⑤味咸，除积瘀坚，通经堕产，折伤可痊。

贝子味咸，解肌散结，利水消肿，目翳清洁。

---

① 破核取仁，汤泡去皮，研碎。
② 取年深色变褐者佳。
③ 用甲剉碎，土炒成珠。
④ 浊酒煮熟，挑肉食之。
⑤ 即马蝗蜞。

海螵蛸①咸，漏下赤白，癥瘕疝气，阴肿可得。

青礞石②寒，硝煅金色，坠痰消食，疗效莫测。

磁石味咸，专杀铁毒，若误吞针，系线即出。

花蕊石③寒，善止诸血，金疮血流，产后血涌。

代赭石寒，下胎崩带，儿疳泻痢，惊痫呕噎。

黑铅味甘，止呕反胃，瘰疬外敷，安神定志。

狗脊④味甘，酒蒸入剂，腰背膝痛，风寒湿痹。

骨碎补⑤温，折伤骨节，风血积疼，最能破血。

茜草味苦，便衄吐血，经带崩漏，损伤虚热。

王不留行⑥，调经催产，除风痹痛，乳痈当啖。

狼毒味辛，破积瘕癥，恶疮鼠瘘，止心腹疼。

藜芦⑦味辛，最能发吐，肠澼泻痢，杀虫消蛊。

---

① 一名乌贼鱼骨。
② 用焰硝同入锅内，火煅如金色者。
③ 火煅研。
④ 根类金毛狗脊。
⑤ 去毛，即胡孙良姜。
⑥ 即剪金子花，取酒蒸，火焙干。
⑦ 取根去头，用川黄连为使，恶大黄，畏葱白，反芍药、细辛、人参、沙参、玄参、丹参、苦参，切忌同用。

蓖麻子①辛，吸出滞物，涂顶肠收，涂足胎出。

荜茇味辛，温中下气，痃癖阴疝，霍乱泻痢。

百部味甘，骨蒸劳瘵，杀疳蛔虫，久嗽功大。

京墨味辛，吐衄下血，产后崩中，止血甚捷。

女贞子②苦，黑发乌须，强筋壮力，祛风补虚。

瓜蒂③苦寒，善能吐痰，消身肿胀，并治黄疸。

粟壳④性涩，泄痢嗽怯，劫病如神，杀人如剑。

巴豆⑤辛热，除胃寒积，破癥消痰，大能通痢。

夜明砂⑥粪，能下死胎，小儿无辜，瘰疬堪裁。

斑蝥⑦有毒，破血通经，诸疮瘰疬，水道能行。

蚕沙性温，湿痹瘾疹，瘫风肠鸣，消渴可饮。

胡黄连⑧苦，治劳骨蒸，小儿疳痢，盗汗虚惊。

---

① 去壳取仁。
② 一名冬青子。
③ 即北方甜瓜蒂也，一名苦丁香，散用则吐，丸用则泻。
④ 不可轻用，蜜水炒。
⑤ 一名江子，一名巴椒，反牵牛，去壳，看症制用。
⑥ 一名伏翼粪，一名蝙蝠屎。
⑦ 去头翅足，米炒熟用。
⑧ 折断一线烟出者佳，忌猪肉。

使君①甘温，消疳消浊，泻痢诸虫，总能除却。

赤石脂②温，保固肠胃，溃疡生肌，涩精泻痢。

青黛③咸寒，能平肝木，惊痫疳痢，兼除热毒。

阿胶④甘平，止咳脓血，吐衄胎崩，虚羸可啜。

白矾⑤味酸，化痰解毒，治症多能，难以尽述。

五倍⑥苦酸，疗齿疳䘌，痔痛疮脓，兼除风热。

玄明粉⑦辛，能蠲宿垢，化积消痰，诸热可疗。

通草味甘，善治膀胱，消痈散肿，能医乳房。

枸杞⑧甘平，添精补髓，明目祛风，阴兴阳起。

黄精⑨味甘，能安脏腑，五劳七伤，此药大补。

何首乌⑩甘，添精种子，黑发悦颜，强身延纪。

---

① 微火煨，去壳取仁。
② 色赤黏舌为良，火煅，醋淬，研碎。
③ 即靛花。
④ 要金井者佳，蛤粉炒成珠。
⑤ 火煅过，名枯矾。
⑥ 一名文蛤，一名百虫仓，百药煎即此造成。
⑦ 用朴硝，以萝卜同制过者是。
⑧ 紫熟味甘膏润者佳，去梗蒂。
⑨ 与钩吻略同，切勿误用，洗净，九蒸九晒。
⑩ 赤白兼用，泔浸，过一宿捣碎。

五味①酸温，生津止渴，久嗽虚劳，肺肾枯竭。

山茱②性温，涩精益髓，肾虚耳鸣，腰膝痛止。

石斛③味甘，却惊定志，壮骨补虚，善驱冷痹。

破故纸④温，腰膝酸痛，兴阳固精，盐酒炒用。

薯蓣⑤甘温，理脾止泻，益肾补中，诸虚可治。

苁蓉⑥味甘，峻补精血，若骤用之，更动便滑。

菟丝⑦甘平，梦遗滑精，腰痛膝冷，添髓壮筋。

牛膝⑧味苦，除湿痹痿，腰膝酸疼，小便淋沥。

巴戟⑨辛甘，大补虚损，精滑梦遗，强筋固本。

仙茅味辛，腰足挛痹，虚损劳伤，阳道兴起。

牡蛎⑩微寒，涩精止汗，崩带胁痛，老痰祛散。

---

① 风寒咳嗽用南，虚损劳伤用北，去梗。
② 酒蒸，去核选肉，其核勿用，恐其滑精难治。
③ 去根，如金色者佳。
④ 一名补骨脂，盐酒洗炒。
⑤ 一名山药，一名山芋，怀庆者佳。
⑥ 酒洗，去鳞用，除心内膜筋。
⑦ 水洗净,热酒砂罐煨烂,捣碎晒干,合药同麝末为丸,不堪作汤。
⑧ 怀庆者佳，去芦酒洗。
⑨ 肉厚连珠者佳，酒浸过宿，追去骨，晒干，俗名二蔓草。
⑩ 左顾大者佳，火煅红，研。

楝子①苦寒,膀胱疝气,中湿伤寒,利水之剂。

萆薢②甘苦,风寒湿痹,腰背冷痛,添精益气。

续断③味辛,接骨续筋,跌仆折损,且固遗精。

龙骨④味甘,梦遗精泄,崩带肠痈,惊痫风热。

人之头发⑤,补阴甚捷,吐衄血晕,风惊痫热。

鹿茸⑥甘温,益气补阳,泄精尿血,崩带堪尝。

鹿角胶温,吐衄虚羸,跌仆伤损,崩带安胎。

腽肭脐⑦热,补益元阳,固精起痿,疼癖劳伤。

紫河车⑧甘,疗诸虚损,劳瘵骨蒸,滋培根本。

枫香味辛,外科要药,瘙疮瘾疹,齿痛亦可。

檀香味辛,开胃进食,霍乱腹痛,中恶邪气。

---

① 即金铃子,酒浸,蒸,去皮核。
② 白者为佳,酒浸切片。
③ 酒洗切片,如鸡脚者佳。
④ 火煅。
⑤ 一名血余。
⑥ 燎去毛,或酒或酥炙令脆。
⑦ 酒浸,微炙令香。
⑧ 一名混沌皮,一名混元衣,即胞衣也。长流水洗净,或新瓦烘干,或用甑蒸烂,忌铁器。

安息香①辛，驱除秽恶，开窍通关，死胎能落。
苏合香甘，祛痰辟秽，蛊毒痫痓，梦魇能去。
熊胆味苦，热蒸黄疸，恶疮虫痔，五疳惊痫。
硇砂②有毒，溃痈烂肉，除翳生肌，破癥消毒。
硼砂③味辛，疗喉肿痛，膈上热痰，噙化立中。
朱砂④味甘，镇心养神，祛邪解毒，定魄安魂。
硫黄性热，扫除疥疮，壮阳逐冷，寒邪敢当。
龙脑⑤味辛，目痛头痹，狂躁妄语，真为良剂。
芦荟⑥气寒，杀虫消疳，癫痫惊搐，服之立安。
天竺黄⑦甘，急慢惊风，镇心解热，化痰有功。
麝香⑧辛温，善通关窍，辟秽安惊，解毒甚妙。
乳香⑨辛苦，疗诸恶疮，生肌止痛，心腹尤良。

---

① 黑黄色。
② 水飞，去土石，生用败肉，火煅可用。
③ 大块光莹者佳。
④ 生即无害，炼服即能杀人。
⑤ 即冰片。
⑥ 俗名象胆。
⑦ 出天竺国。
⑧ 不见火。
⑨ 去砂石用，灯心同研。

没药苦平，治疮止痛，跌打损伤，破血通用。

阿魏性温，除癥破结，止痛杀虫，传尸可灭。

水银性寒，治疥杀虫，断绝胎孕，催生立通。

轻粉性燥，外科要药，杨梅诸疮，杀虫可托。

砒霜①大毒，风痰可吐，截疟除哮，能消沉痼。

雄黄苦辛，辟邪解毒，更治蛇虺，喉风息肉。

珍珠气寒，镇惊除痫，开聋磨翳，止渴坠痰。

牛黄味苦，大治风痰，定魄安魂，惊痫灵丹。

琥珀②味甘，安魂定魄，破瘀消癥，利水通涩。

血竭③味咸，跌仆损伤，恶毒疮痈，破血有谁。

石钟乳甘，气乃剽悍，益气固精，治目昏暗。

阳起石④甘，肾气乏绝，阴痿不起，其效甚捷。

桑椹子甘，解金石燥，清除热渴，染须发皓。

蒲公英⑤苦，溃坚消肿，结核能除，食毒堪用。

---

① 一名人言，一名信，所畏绿豆、冷水、米醋、姜肉，误中毒，服其中一味即解。
② 拾起草芥者佳。
③ 一名麒麟竭，敲断，有镜脸光者是。
④ 火煅，酒淬七次，再酒煮半日，研细。
⑤ 一名黄花地丁草。

石韦味苦，通利膀胱，遗尿或淋，发背疮疡。

萹蓄味苦，疥瘙疽痔，小儿蛔虫，女人阴蚀。

鸡内金寒，溺遗精泄，禁痢漏崩，更除烦热。

鲤鱼味甘，消水肿满，下气安胎，其功不缓。

芡实①味甘，能益精气，腰膝酸疼，皆主湿痹。

石莲子苦，疗噤口痢，白浊遗精，清心良剂。

藕味甘寒，解酒清热，消烦逐瘀，止吐衄血。

龙眼味甘，归脾益智，健忘怔忡，聪明广记。

莲须味甘，益肾乌须，涩精固髓，悦颜补虚。

石榴皮酸，能禁精漏，止痢涩肠，染须尤妙。

陈仓谷米②，调和脾胃，解渴除烦，能止泻痢。

莱菔子③辛，喘咳下气，倒壁冲墙，胀满消去。

砂糖味甘，润肺利中，多食损齿，湿热生虫。

饴糖味甘，和脾润肺，止咳消痰，中满休食。

麻油性冷，善解诸毒，百病能治，功难悉述。

---

① 一名鸡头，去壳取仁。
② 愈陈愈佳，黏米陈粟米功同。
③ 即萝卜子也。

白果①甘苦，喘嗽白浊，点茶压酒，不可多嚼。

胡桃肉甘，补肾黑发，多食生痰，动气之物。

梨②味甘酸，解酒除渴，止嗽消痰，善驱烦热。

榧实味甘，主疗五痔，蛊毒三虫，不可多食。

竹茹止呕，能除寒热，胃热咳哕，不寐安歇。

竹叶③味甘，退热安眠，化痰定喘，止渴消烦。

竹沥④味甘，阴虚痰火，汗热渴烦，效如开锁。

莱菔根⑤甘，下气消谷，痰癖咳嗽，兼解面毒。

灯草味甘，能利小便，癃闭成淋，湿肿为最。

艾叶⑥温平，温经散寒，漏血安胎，心痛即安。

绿豆气寒，能解百毒，止渴除烦，诸热可服。

川椒⑦辛热，祛邪逐寒，明目杀虫，温而不猛。

胡椒味辛，心腹冷痛，下气温中，跌仆堪用。

---

① 一名银杏。
② 勿多食，令人寒中作泻，产妇金疮属血虚，切忌。
③ 味淡者佳。
④ 截尺余，直劈数片，两砖架起，火烘，两头流沥，每沥一盏，姜汁二匙。
⑤ 俗云萝卜。
⑥ 宜陈久者佳，揉烂醋浸炒之。
⑦ 去目微炒。

石蜜甘平，入药炼熟，益气补中，润燥解毒。

马齿苋寒，青盲白翳，利便杀虫，癥痫咸治。

葱白①辛温，发表出汗，伤寒头疼，肿痛皆散。

胡荽味辛，上止头痛，内消谷食，痘疹发生。

韭味辛温，祛除胃寒，汁清血瘀，子医梦泄。

大蒜辛温，化肉消谷，解毒散痈，多用伤目。

食盐味咸，能吐中痰，心腹卒痛，过多损颜。

茶茗性苦，热渴能济，上清头目，下消食气。

酒②通血脉，消愁遣兴，少饮壮神，过多损命。

醋③消肿毒，积瘕可去，产后金疮，血晕皆治。

淡豆豉④寒，能除懊侬，伤寒头痛，兼理瘴气。

莲子⑤味甘，健脾理胃，止泻涩精，清心养气。

大枣味甘，调和百药，益气养脾，中满休嚼。

生姜⑥性温，通畅神明，痰嗽呕吐，开胃极灵。

---

① 忌与蜜同食。
② 用无灰酒，凡煎药入酒，药热方入。
③ 一名苦酒，用味酸者。
④ 用江西淡豉黑豆造者。
⑤ 食不去心，恐成卒暴霍乱。
⑥ 去皮即热，留皮即冷。

桑叶性寒，善散风热，明目清肝，又兼凉血。
浮萍辛寒，发汗利尿，透疹散邪，退肿有效。
柽柳甘咸，透疹解毒，熏洗最宜，亦可内服。
胆矾酸寒，涌吐风痰，癫痫喉痹，烂眼牙疳。
番泻叶寒，食积可攻，肿胀皆逐，便秘能通。
寒水石咸，能清大热，兼利小便，又能凉血。
芦根甘寒，清热生津，烦渴呕吐，肺痈尿频。
银柴胡寒，虚热能清，又兼凉血，善治骨蒸。
丝瓜络甘，通络行经，解毒凉血，疮肿可平。
秦皮苦寒，明目涩肠，清火燥湿，热痢功良。
紫花地丁，性寒解毒，痈肿疔疮，外敷内服。
败酱微寒，善治肠痈，解毒行瘀，止痛排脓。
红藤苦平，消肿解毒，肠痈乳痈，疗效迅速。
鸦胆子苦，治痢杀虫，疟疾能止，赘疣有功。
白鲜皮寒，疥癣疮毒，痹痛发黄，湿热可逐。
土茯苓平，梅毒宜服，既能利湿，又可解毒。
马勃味辛，散热清金，咽痛咳嗽，吐衄失音。
橄榄甘平，清肺生津，解河豚毒，治咽喉痛。

蕺菜微寒，肺痈宜服，熏洗痔疮，消肿解毒。

板蓝根寒，清热解毒，凉血利咽，大头瘟毒。

西瓜甘寒，解渴利尿，天生白虎，清暑最好。

荷叶苦平，暑热能除，升清治泻，止血散瘀。

豆卷甘平，内清湿热，外解表邪，湿热最宜。

佩兰辛平，芳香辟秽，祛暑和中，化湿开胃。

冬瓜子寒，利湿清热，排脓消肿，化痰亦良。

海金沙寒，淋病宜用，湿热可除，又善止痛。

金钱草咸，利尿软坚，通淋消肿，结石可痊。

赤小豆平，活血排脓，又能利水，退肿有功。

泽漆微寒，逐水捷效，退肿祛痰，兼治瘰疬。

葫芦甘平，通利小便，兼治心烦，退肿最善。

半边莲辛，能解蛇毒，痰喘能平，腹水可逐。

海风藤辛，痹证宜用，除湿祛风，通络止痛。

络石微寒，经络能通，祛风止痛，凉血消痈。

桑枝苦平，通络祛风，痹痛拘挛，脚气有功。

千年健温，除湿祛风，强筋健骨，痹痛能攻。

松节苦温，燥湿祛风，筋骨酸痛，用之有功。

伸筋草温，祛风止痛，通络舒筋，痹痛宜用。
虎骨味辛，健骨强筋，散风止痛，镇惊安神。
乌梢蛇平，无毒性善，功同白花，作用较缓。
夜交藤平，失眠宜用，皮肤痒疮，肢体酸痛。
玳瑁甘寒，平肝镇心，神昏痉厥，热毒能清。
石决明咸，眩晕目昏，惊风抽搐，劳热骨蒸。
香橼性温，理气疏肝，化痰止呕，胀痛皆安。
佛手性温，理气宽胸，疏肝解郁，胀痛宜用。
薤白苦温，辛滑通阳，下气散结，胸痹宜尝。
荔枝核温，理气散寒，疝瘕腹痛，服之俱安。
柿蒂苦涩，呃逆能医，柿霜甘凉，燥咳可治。
刀豆甘温，味甘补中，气温暖肾，止呃有功。
九香虫温，胃寒宜用，助阳温中，理气止痛。
玫瑰花温，疏肝解郁，理气调中，行瘀活血。
紫石英温，镇心养肝，惊悸怔忡，子宫虚寒。
仙鹤草涩，收敛补虚，出血可止，劳伤能愈。
三七性温，止血行瘀，消肿定痛，内服外敷。
百草霜温，止血功良，化积止泻，外用疗疮。

降香性温，止血行瘀，辟恶降气，胀痛皆除。
川芎辛温，活血通经，除寒行气，散风止痛。
月季花温，调经宜服，瘰疬可治，又消肿毒。
刘寄奴苦，温通行瘀，消胀定痛，止血外敷。
自然铜辛，接骨续筋，既散瘀血，又善止痛。
皂角刺温，消肿排脓，疮癣瘙痒，乳汁不通。
虻虫微寒，逐瘀散结，癥瘕蓄血，药性猛烈。
䗪虫咸寒，行瘀通经，破癥消痕，接骨续筋。
党参甘平，补中益气，止渴生津，邪实者忌。
太子参凉，补而能清，益气养胃，又可生津。
鸡血藤温，血虚宜用，月经不调，麻木酸痛。
冬虫夏草，味甘性温，虚劳咳血，阳痿遗精。
锁阳甘温，壮阳补精，润燥通便，强骨养筋。
葫芦巴温，逐冷壮阳，寒疝腹痛，脚气宜尝。
杜仲甘温，腰痛脚弱，阳痿尿频，安胎良药。
沙苑子温，补肾固精，养肝明目，并治尿频。
玉竹微寒，养阴生津，燥热咳嗽，烦渴皆平。
鸡子黄甘，善补阴虚，除烦止呕，疗疮熬涂。

谷芽甘平，养胃健脾，饮食停滞，并治不饥。
白前微温，降气下痰，咳嗽喘满，服之皆安。
胖大海淡，清热开肺，咳嗽咽疼，音哑便秘。
海浮石咸，清肺软坚，痰热喘咳，瘰疬能痊。
昆布咸寒，软坚清热，瘿瘤癥瘕，瘰疬痰核。
海蛤壳咸，软坚散结，清肺化痰，利尿止血。
海蜇味咸，化痰散结，痰热咳嗽，并消瘰疬。
荸荠微寒，痰热宜服，止渴生津，滑肠明目。
禹余粮平，止泻止血，固涩下焦，泻痢最宜。
小麦甘凉，除烦养心，浮麦止汗，兼治骨蒸。
贯众微寒，解毒清热，止血杀虫，预防瘟疫。
南瓜子温，杀虫无毒，血吸绦蛔，大剂吞服。
铅丹微寒，解毒生肌，疮疡溃烂，外敷颇宜。
樟脑辛热，开窍杀虫，理气辟浊，除痒止疼。
炉甘石平，去翳明目，生肌敛疮，燥湿解毒。
大风子热，善治麻风，疥疮梅毒，燥湿杀虫。
孩儿茶凉，收湿清热，生肌敛疮，定痛止血。
木槿皮凉，疥癣能愈，杀虫止痒，浸汁外涂。

蚤休微寒，清热解毒，痈疽蛇伤，惊痫发搐。
番木鳖寒，消肿通络。喉痹痈疡，瘫痪麻木。
药四百余，精制不同，生熟新久，炮煅炙烘。
汤丸膏散，各起疲癃，合宜而用，乃是良工。
云林歌括，可以训蒙，略陈梗概，以候明公。
理加斫削，济世无穷。

第11课 枳壳、白豆蔻、青皮、陈皮

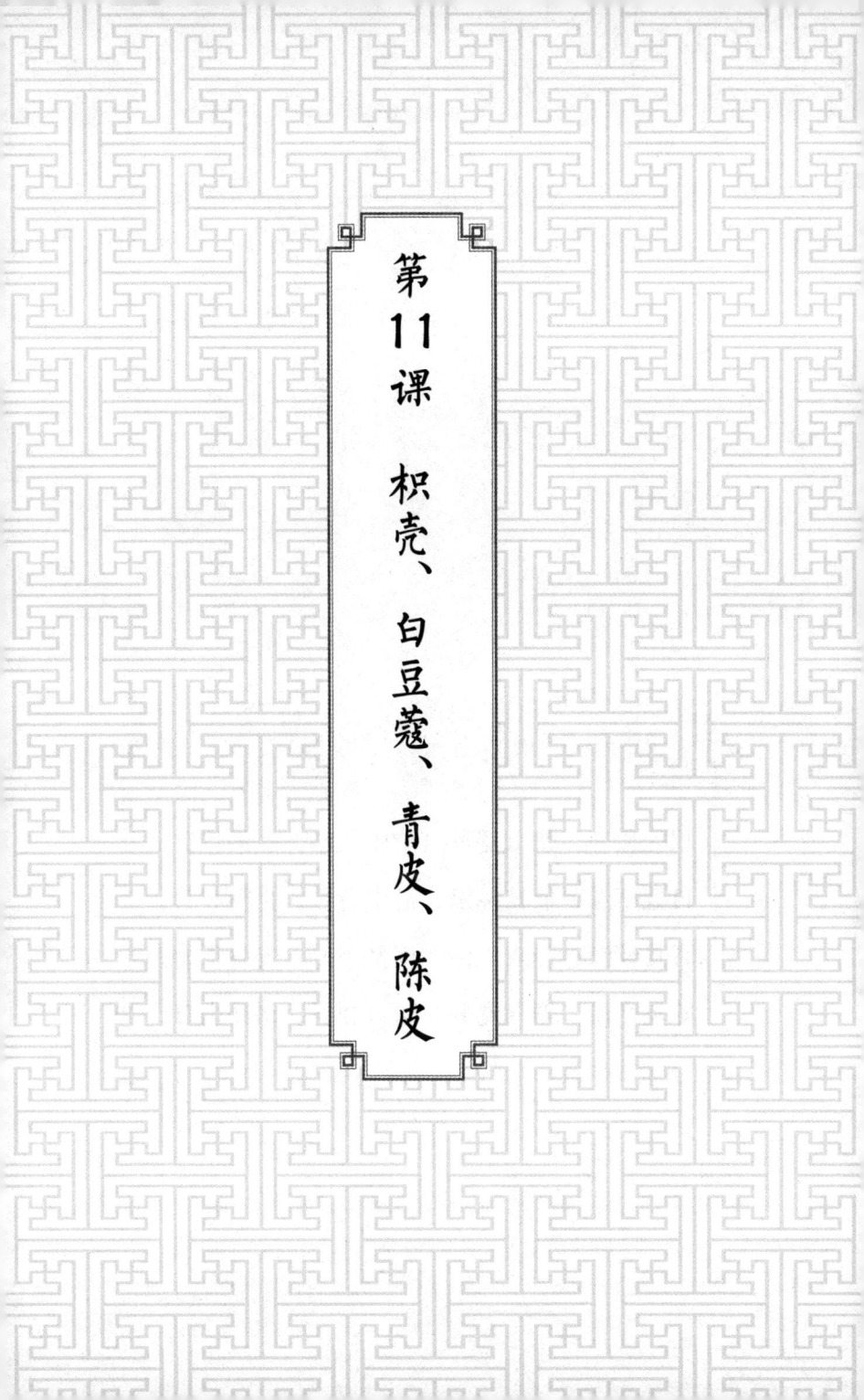

枳壳微寒，快气宽肠，胸中气结，胀满堪尝。

白蔻辛温，能祛瘴翳，温中行气，止呕和胃。

青皮苦温，能攻气滞，削坚平肝，安胃下食。

陈皮辛温，顺气宽膈，留白和胃，消痰去白。

11月15日

阴

湖心亭公园

《〈药性歌括四百味〉白话讲记②》，今天又开始了。

一日之计在于晨，想要有精神，就要早起。早起的人气会比较旺盛，因为顺着大自然节气走，你的身体会变得很棒。就像坐船顺流而下，就很轻松，如果逆流而上，就很辛苦。

我们现在坐在时间这条船上，如果顺着天地规律时间走，就会很轻松。长寿老人基本上都遵循"早睡早起"的作息规律，早睡早起，没病惹你。

枳壳微寒，快气宽肠。有"七冲之门皆破"美称的枳壳，能破七冲之门，咽喉、胃、阑尾、大小肠、肛门等部位的狭窄都可以用到。

临床上四逆散中枳壳为什么用量那么大？因

为我们这年代消化道堵塞的患者实在太多了。甘脆肥浓，腐肠之药，吃得太过肥美了，肠道就受不住了，就产生炎症了，枳壳能快气宽肠，让肠道蠕动力加强。

枳壳破七冲之门，能够从咽喉部位开始发挥作用，咽喉有气结，可以用枳壳配苏梗；胸中有气结，可以用枳壳配桔梗；胃里有痞结，可以用枳壳配陈皮、麦芽。

肝胆部有痞结，如我碰到一个开吊车的司机，他很爱喝酒，胁肋部一片都是硬邦邦的，胀痛难耐，可以用枳壳配延胡索、川楝，加四逆散；乳房周围有痞结的，用枳壳配橘叶、香附，疏肝解郁；腹满、肚腹有痞结，可用枳壳配厚朴。

所以我们有句医谚：胸满用枳壳或枳实，腹满用厚朴。

如果一个人腹部堵塞又引起胸中烦闷，那就枳壳、厚朴并用，枳壳下胸胁中闷气，厚朴下肚腹中郁气。有些人说郁闷，用这些行气药下去，排气后就不闷了。

脉象郁结又有力,可以行气解郁,如果脉象郁结又没力,就要加点补气药。

枳壳有一个美称叫"胀满皆堪尝",胀满的这些病症,用它非常好。患者腰部胀痛、胀满,可以用枳壳配威灵仙、丹参、三七,这几味药磨成粉剂,就是腰痛快气散。丹参、三七可活血,枳壳、威灵仙可行气,下气。这就是腰痛快气散方义。通则不痛,所以对腰部气岔痛效果非常好。

一个搬运工搬水泥的时候腰部岔气了,痛得没办法用力,处方以四逆散加丹参、三七、枳壳、威灵仙,一剂药后痛大减,只要没有器质性的骨伤或者脱位,功能性的气机失调,就用行气药,几味药即可把气调过来。

我们的学习呀,其实难在哪里?难在两点。第一点,你的思维要像兔子一样敏捷,但是耐力、体力、柔韧性要像乌龟一样,既要思维比兔子快,也要体能比乌龟耐。学医之后,再学其他任何东西都不在话下，我们为什么练习劳动前就要把耐力给磨出来，因为耐力磨得好思维会敏捷得多。

白蔻，白蔻是辛温的，蔻仁可以做调料、香料。它专门祛胃寒胃冷，肚子胀满。患者如果口吐清水，肚子胀满，就用蔻仁益智仁碾成粉，喝下去口吐清水就好了，因为辛温能化气。

白蔻仁能祛瘴翳，能驱逐瘴在眼睛的那些水气白斑。有些中老年人的眼睛，会模模糊糊的，暗暗的，看不清楚东西，伴见舌苔水滑。这是水气蒙睛，水气蒙睛像什么？像下雨时或者下完雨后起雾，起雾以后呢，百米以外就看不清，雾气蒸腾，把眼睛给蒙蔽了。

这时用清热下火药不管用，要用什么？你看雾气很浓的时候，什么一出来雾气就没了？太阳，所以有没有哪味药专门暖阳气，能够暖身体，使身体雾气散的，这味药就是白蔻仁。

白蔻仁入脾胃，脾胃上管九窍，脾胃好湿气就少，白蔻仁能让脾胃好，让身体湿气少。

湿气一少，眼睛就明了，所以它能祛水气瘴翳。我们治疗老年人耳朵响，眼睛又花，气又不够，又容易累，用益气聪明汤，加点白蔻仁效果就非常好。

白蔻仁可以温中行气，所以吃错东西，如生冷的瓜果、隔夜的饭菜、不干净的食物，肚子闷胀难耐，用白蔻仁煮水，记住水沸腾一分钟立马盖紧熄火，让它在里面闷，把芳香之气闷出来，喝上一两碗，肚子胀闷，随之而消。

白蔻仁可以芳香冲动，芳香的药，容易让身体脏腑冲动有力，能够让胃肠运动加强。所谓胀满就是塞在那里不动，芳香的药物能够加强胃肠运动，胃肠动了就会排气增多，胀满感就会消除。

当进食生冷以后，肚子冷痛，其实不用服什么药，家里的十三香之类的调料，就含有蔻仁之类，把这些香料用热水闷一下，或者温水送服吞下去，香料里面有小茴香、八角、肉桂、白蔻仁、砂仁之类，服下去肚子有温热感，胀闷感也就消除了。

白蔻仁能止呕和胃，呕吐、胃不舒服，可以用这味药。有些人喝酒后出现呕胀，可以考虑用白蔻仁。有一个专门帮别人做墓穴的老师父，经常喜欢喝酒，喝完酒后总是呕胀、胁肋胀满，问我该怎么办。

这种很简单，他舌苔是偏白的，用理中汤加蔻仁、砂仁、厚朴、葛根、藿香，这几味药都可以解酒。后面几味药还可以解湿、行气，解湿就是解酒，行气就是排浊，所以这几味药就是芳香行气、除湿解酒的药，可以让呕胀感消失。

我们再看，你们说我们是在阳光灿烂的时候修屋顶，还是在下雨的时候修呢？一个人身体，一定要在健康的时候锻炼，而不是生病后才想起锻炼。

所以修屋顶都是阳光灿烂的时候修，而不是下雨天的时候才来修，包括沟渠，也是在还没有崩堤前就先加固，等崩堤了再来保护，那损失就大了。

等身体生了病再来锻炼，那你损失就会很大，所以没生病时就要警惕、要锻炼。什么叫养生？不是生病了以后才去养生，那就晚了，孩子、青年、中年都需要养生。

青皮苦温，能够温行气机，又能够苦降气滞，入肝胆经，疏肝解郁的力量非常强大。只要是肝气郁结导致的咽喉梗阻、胸胁胀满及肚腹闷痛，青皮都可以疏肝解郁。

青皮能攻气滞。我们讲急性扁桃体发炎，威灵仙20克，青皮20克，蒲公英10克，一两剂药下去，咽部疼痛感消失了。所以急性扁桃体炎，严重者气会阻在喉咙，青皮能攻气滞，有些孩子痛得水都喝不下，用这个药方，一两剂药即可缓解。

青皮能削坚平肝，可以把坚固的顽固的痞塞、肝气郁结平散掉。普通的乳腺增生，用橘叶；严重的乳腺增生要用青皮、三棱、莪术。

普通的乳腺增生就用橘叶、陈皮、麦芽，既安全又好喝，严重的就要用到青皮、三棱、莪术。

气结日久就会坚硬，特别是硬得板结了，你看普通的板结，用锄头一锄就好，但是顽固板结的，那就得用电钻了，要把它钻开来。

青皮能安胃下食，可以化小孩子胃肠里的积食，为什么很多孩子身体长不好？因为他胃肠壁上有一层黏垢，吃的零食、瓜果、生冷、油腻粘在上面，像厕所不用刷子清洁，日久污垢粘在便池上，那些东西会让局部有恶臭，所以有些人口臭，肠子有积滞。

厕所老是恶臭，为什么冲那么多水下去仍然恶臭？因为厕所壁上那些黏垢冲不下去，所以凡是人上厕所以后很难冲的，是肠道有湿浊排不干净。

孩子口臭，还经常肚子胀痛，有积食在里面，可以用青皮配鸡屎藤、陈皮、麦芽，一派行气消积的草药，还应加四君子，为何呢？

如果是急性的积滞，我一般只用行气药不加健脾药，直接行气化掉积食。慢性积滞，就需要提高脾胃运化能力，因为这叫虚积，身体有虚又有积，疲倦没力者，四君子补虚，青皮、陈皮、麦芽、鸡屎藤消积，两三剂药下去，排出乌黑的大便，肠道壁的那些脏东西都排下来，胃口自动就会打开，这就是青皮安胃下食之功。

陈皮辛温，辛能行，温能散寒，所以陈皮对于感冒咳嗽以后身体内有痰者非常有效。服用陈皮能顺气宽膈，胸膈中有闷气阻滞的老年人很适合用陈皮。

痰生百病食生灾，老年人好多病都起于气郁、起于痰阻，痰生怪病，有位老人有哮喘、支气管炎，问我该怎么办？

我说平时可以吃点糖醋萝卜，再拌进去点陈皮，她吃了半个多月，哮喘就平下去了，并且吃了后大便很通畅，为什么呢？就是因为陈皮能顺气宽膈，胸膈都宽开来了，大便就通下去了，所以糖醋萝卜再配些陈皮进去可以让肠胃排空功能加强，可治疗肠道积滞。

橘白和胃。陈皮去掉外面红色的部分，里面白色部分叫橘白，橘白就没那么燥，可以和胃。

有些人吃了陈皮等行气药，胃都会觉得有点不舒服，那就适合用橘白祛普通的湿气。

橘红消痰。去掉陈皮里面白色部分，剩下外面那层红色的叫橘红，它消痰的效果比较突出。所以一个陈皮就分为橘白跟橘红，分为里外。白痰适合用陈皮，如果是黄痰适合用陈皮配竹茹，因为白痰为寒痰，黄痰为热痰。

小儿总是咳清稀的白痰，我建议服用九制陈皮，吃几天白痰就化掉了，所以说九制陈皮是一个不错的食品，还可以消痰。

陈皮味辛，辛能散，在脏腑里头无处不到，但总的来说，它主要是消胃中的痰，胃中痰水多，要用治痰要方、要药——二陈汤，即陈皮、半夏、茯苓、甘草，是治痰的总方。

痰病用二陈汤，气病用四逆散，如果一个人既生气，又饮食多痰阻，那就用四逆二陈汤。四逆散舒肝，二陈汤和胃，所以我平时很喜欢两方合用，为什么？这里就跟你们讲秘诀了，因为现在人不外乎就是脾气大，饮食不节制。脾气大用四逆散，饮食无节呢？二陈汤。

李时珍说过，痰生百病食生灾。痰可以生出一百种病来，所以有人咳吐痰，日久了往往会有恶病出现。严重者很多痰吐不出来，吐出来的只是冰山上的一角，还有底下一大片，堆积日久会变成痰粒。

痰粒在身体里日久就会变包块积聚，包块积聚日久了，导致脏腑功能障碍甚至坏死，所以说祛痰就是祛病。祛痰要节制饮食，少食油腻，多吃清淡。

陈皮用量不同，功能也会不同，重用30~50克可以治疗顽固性乳腺增生或者治疗这些气结便秘。普通8~10克可以消食和胃。

上次我治疗便秘的患者，火麻仁20克，加四逆散、陈皮30克，大便就会很通畅，陈皮起到了行气通便的作用。如果你觉得普通仁类通便力量不够的时候，可以加行气药，如陈皮之类，既是食品，也是药品，还可以做香料，用起来比较安全。

我们再讲一个小故事吧！以前在余老师那里学习的时候，我就奇怪，为什么老师常批评我们，但有些弟子表现很差老师却不批评他，有很多坏习气，老师都不轻易讲。

我就觉得很奇怪，问为什么，老师说有些人忍耐度非常有限，像瓦罐、陶罐不能敲的，不经敲的，一敲就碎。所以说有些人忍耐力强，有抗击能力。就像法器，越敲越响，这类的可以鞭打，鞭打是要看人的。

春秋时期好多乱臣贼子，《春秋》里面讲的仁义道德，为什么孔子要写《春秋》，其实是用来鞭打圣贤人的，普通人是受不了的，普通人能够学到一点平安的学问就不错了。

但是碰到真正的法器，还得狂敲猛打，所以说要想有所成长、成就，就必须经受住一番鞭打，没有抗击打能力的人，别人就不敢打你。

好，我们今天就到这里！

第12课 苍术、厚朴、天南星、半夏

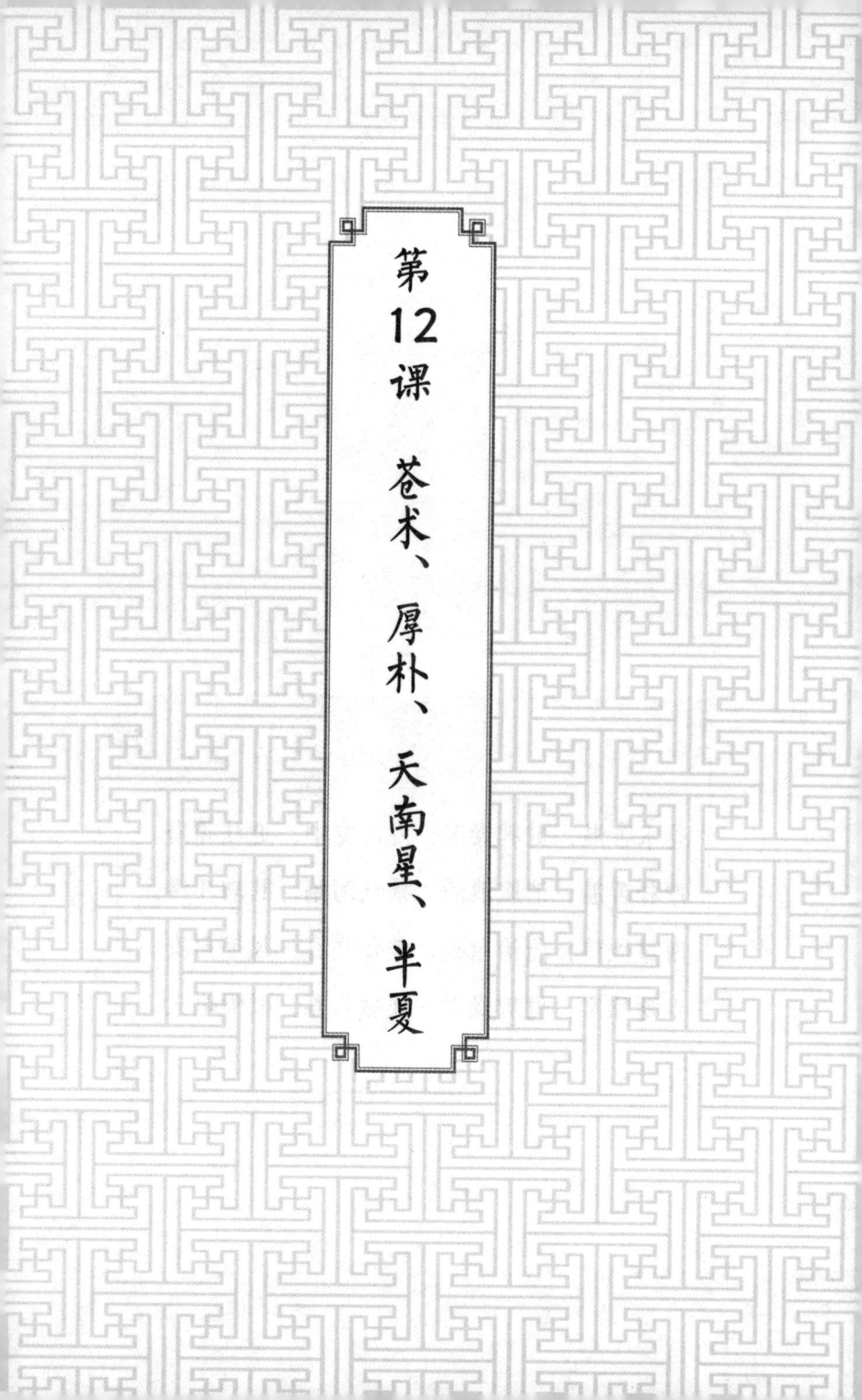

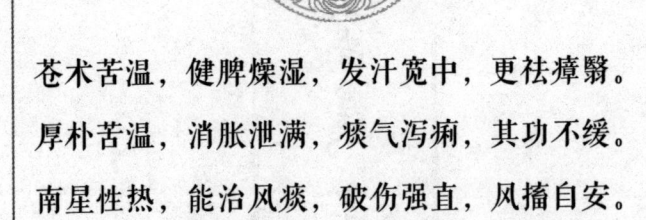

苍术苦温，健脾燥湿，发汗宽中，更祛瘴翳。
厚朴苦温，消胀泄满，痰气泻痢，其功不缓。
南星性热，能治风痰，破伤强直，风搐自安。
半夏味辛，健脾燥湿，痰厥头疼，嗽呕堪入。

11月16日

晴

湖心亭公园

好，我们又要开始《药性歌括四百味》的讲解了。

四百味药好像四百道关。天下没有难关，只有敢不敢闯的人，敢闯无难关，怯懦关关难啊。

我当时学药啊，那是一味药就把它从头到脚学透，怎么从头到脚学透？看它的药对，看它的方子，看它单味药的奇效，看它与其他药与众不同之处，看它古籍记载有什么精彩之处。所以你不能用这味药，说明你对它了解还不够，不是这味药不好，而是你对它了解不够。

苍术苦温，苦能燥湿，温能行气。健脾燥湿，可以让肌表的湿气还有肠胃湿气迅速干爽。所以大便不成形的，用苍术10克泡茶，喝上一两杯后，脾气健运一身轻，大便就会干爽。所以苍术是燥脾湿的上等药。

苍术燥土，假如我们看到农场里头道路泥泞怎么办？铲上几铲干燥的泥土，铺在上面立马就能干爽。以前有些地方没有铺水泥地，潮湿了，地板上坑坑洼洼很多湿气，用草木灰一撒上去，立马就收湿了，所以燥能胜湿。

苍术就是专门燥脾湿的。湿气有什么特点呢？湿性重浊，所以关节肿痛难受，特别是一下雨就加重，梅雨季节关节就很难受。

镇上的一个村民问我关节疼痛怎么办，因为工作太忙了，他没时间去抓药自己煎汤喝。我认为不单要治他的关节，还要治脾胃，因为脾主四肢。

又兼见舌苔水滑，我建议他用苍术泡水代茶饮。服用后他觉得关节有种莫名其妙的舒服，讲不出来，就说吃了以后，原本关节硬邦邦酸软没力的就松开来，可见苍术可以祛关节之湿。

湿气还有什么特点？湿气容易侵袭人体的下半身。所以我们碰到很多腿脚不利索的，你一问他还小便偏黄，这个是湿热在下焦阻滞，我们给他用什么？四妙散啊，四妙散专治湿热下注引起的腰脚酸软没力。

水库边有一位患者，腿酸软到一走路患肢就撑不起来，经常近水的人腿脚湿气就重。我说用四妙散配合一些通利关节的药，因为四妙散里头没有藤类药，我们要给他用点藤类药，鸡血藤、海风藤、络石藤通经络。

所以用四妙散加三藤五藤啊，吃下去腿脚走路就不会觉得不受力了，不会软绵绵没有力气像踩棉花一样，所以苍术可以治疗下肢关节的湿。

那胃里的湿呢？你们有没有见过咳吐很多痰的，就说没三两下就要吐一口痰，没三两下就吐一口痰。痰生于哪里？生于脾胃，痰的父母亲是谁？痰的父母亲是湿，湿生痰，所以常叫痰湿，你湿气越重生的痰越多。

所以治痰要先治湿，治湿呢？治湿要先治气，要让养脾胃的气行则湿行，气滞则湿停。这种患者不用特别治肺，就治脾胃，用"平胃散"，苍术、厚朴、陈皮、甘草四味药，专门平除胃部的痰湿，效果如神。

以前老师有一罐平胃散，里面的陈皮用化州橘红来代替，凡是到外面应酬喝酒了，或者去庆祝了，回来后口中涌吐痰涎很多，平胃散一勺，一下去痰就没了。

所以平胃散化痰涎、痰湿之功相当神速。如果能把陈皮换成九制陈皮，甚至换成化州橘红，那平胃散效果不同凡响！陈皮跟苍术配伍，化痰就像风可以扫卷灰尘那么快速，非常厉害！

苍术还可以去头顶上的湿气，头上的湿气，下雨过后或淋雨，头就会重痛，被湿邪侵扰的那种痛怎么形容？头重如裹。好像拿湿毛巾包裹住你的头一样，就好像灰蒙蒙的天，就是不能拨云见日。

这时呢，我们有神奇的方子"神术散"。里面就是以苍术为主，专祛风寒湿头身重痛难耐。因为它能发汗、宽中啊。白术偏健脾胃，苍术的气更雄烈，可以一下子冲出体外，芳香雄烈冲出体外，能够冲上头顶。

湿气压到头上，本来身体就劳累，再淋一阵雨，头会更重痛，这种情况可以用苍术、生姜、大枣一起泡茶，发汗后一下子就很清爽像出了太阳一样。这个小招法很管用，淋雨后头重痛，用苍术姜枣或者用神术散。

苍术更能去瘴翳。苍术有一个神奇之处，就是可以除瘴翳（疫）。我们岭南这边啊，低洼之处湿气重的山岭之间，落叶掉下来久了腐烂，一层加一层过后，天气湿气一下来，空气流通不好，恶臭不能够散开来，就会形成瘴疫。动物走过后或者人走过吸进去，就会出现呕吐、上吐下泻或者胸闷或者头胀痛。

以前有很多官员流放到岭南来，不是忧伤死掉，就是受这些瘴气湿邪困扰死掉，自古南迁几人回呀。以前写诗，自古南迁就是被贬到南方来，很少有人能够安全回去。

但是苏东坡例外，因为他懂医，他到了这边，不单自己平安，还让岭南很多人平安。他胸闷胀满的时候，就用苍术、藿香、佩兰打成粉剂，温水送服，吃下去，这些上吐下泻、胸闷、欲呕之状通通消除。

你们以后凡是到一个地方水土不服，胸闷欲呕，甚至吃东西还拉肚子，那太简单了，就用苍术、藿香、佩兰打成粉，装在罐子里头，温水送服，可能吃一两次就好了，这就是"水土不服散"。

如果你觉得麻烦，可以直接去买含有苍术的中成药藿香正气散，所以藿香正气散是旅居在外常备之品。不管是外面的风寒湿感冒，还是进食不干净胀痛、泄泻，都可以用。

夏天的时候，天气很热，有个孩子吃了凉饮以后，再进空调房就呕吐、拉肚子。我说，什么都不用理，直接买藿香正气水，买来一喝下去，他说太难喝了，但一次就好。

外面有寒气，里面有湿气，藿香正气就能够散寒除湿。当然如果你觉得藿香正气水太难喝了，可以买胶囊，会容易吃一点。如果还觉得难吃就换口服液，就会更好喝一点，但是好喝的，往往效果就没那么好，你想要真的好，还得吃这种又苦又臭的或又香又烈的，走窜之力才够强，所以顽固湿气啊，还得藿香正气。

我们再来讲厚朴，厚朴这味药我很喜欢，因为这个名字太好了，既忠厚又朴素，这是很有品德的一味药。

我给你们讲讲品德，有一次我们去爬很高的尖峰山，到山顶的时候水没了。学生说：老师啊，赶紧找山泉水吧，太渴了。

我说：你到高山顶上是找不到泉水的，要找山泉水得去山脚找。有句话讲"我慢高山，法水不入"，意思是傲慢像高山一样留不住水，不管下多大雨，不管多么干旱，高山巅顶就是不存水，山脚下总有泉水冒出来。

《道德经》里有句话叫"上德若谷,上善若水"，水的母亲是谁？水的母亲是山谷，上德若什么？若谷。我以前以为人生最高的境界应该是山峰、巅峰，老子说：最高的境界就是低谷。为什么是低谷？因为巅峰风一吹就过了,水在那里留不住，而低谷呢？鸟语花香、山清水秀、泉流不断，所以不要小看低谷。我们说谦虚的人心怀就像谷。

做人一旦没了谦德、谦虚，败象马上就会露出来，傲慢一旦占据大脑，智慧知识通通往下流，记不住。所以好多人痴呆或者记忆力下降，就是因为傲慢，脾气犟，偏执，听不进别人的话。懂得谦虚以后，记性就会变好。

上次我们说治疗老奶奶，给她用四逆散平胃散，平胃散有厚朴，可行气宽中，舒肝健胃。服药后她说：医生你放了什么提高记性的，我最近怎么不会忘事了，脑子好像一下子好用了。

我说：没有放提高记性的药，就是让你气顺了，人变得谦虚了，脑子自动就灵光了。所以说中医治病很神奇，道理就在这里，谦虚者脑子就会很好用。

厚朴苦温。苦能够降气，温能够祛胀。有句话叫胸满用枳实，腹满用厚朴。你的胸很满，气得像大猩猩一样捶胸顿足，气得火冒三丈，用枳壳、枳实煎一碗水，一喝下去立马排气，气就顺了，枳实、枳壳专祛胸中气满。如果腹满呢，就用厚朴，所以厚朴有消胀泻满之功。

有一位学生在药房工作的时候，吃点糖果加上冷水过后肚子就胀，老师让他嚼厚朴，拿了一条厚朴放在嘴里，细细嚼，里面有芳香之气，有挥发油，一吃到肚子里头去，咕咚咕咚很快就排气了，排气后胀满就消失了。

所以腹满用厚朴非常管用。一般男性多用厚朴，女性多用小茴香。腹中胀满者，厚朴、小茴香可以并用。

当代为什么厚朴、小茴香用得很多？因为久坐的人很多，久坐就会压住肚腹的气脉，人会不舒服。坐姿不当或者久坐以后气脉压住了，脑子就会不灵光，身体会不舒服。所以聪明的孩子都不会久坐，读书都会先端身正意。

厚朴痰气泻痢，其功不缓。为什么古人讲，宁治十男子不治一妇人。这不是小看妇人，男子豪迈心量大就容易治，女子如果纠结、气小的时候就难治。气小怎么办？

很多妇人，身体有痰，阻在咽喉，最容易出现梅核气，吃了一些黏腻的东西又没有运动，消化不了变成痰。本来在胃里很容易化的，她偏偏生气，痰被气攻，就会被载起来上到咽喉，痰随气升降，发怒得越厉害，痰就升得越高，最后升到咽喉上不去了，就阻在这里。所以妇人有一个常见病叫梅核气，老觉得咽中有东西，有个龙眼核一样的东西吞不下去，吐不出来，很难受。

我们碰到有几十例这样的患者，就用四逆散加半夏厚朴汤，两三剂下去，咽喉梗阻感就消掉了，厚朴能够开痰气阻滞。

下田村有一个妇人，咽中如有物梗阻，几个月都没有下去，排除了咽部肿瘤，我用四逆散加半夏厚朴汤，不到十药味，吃了七剂化得干干净净。这种患者平时要多吃点海带之类的，咸能软坚，咸能降，所以说生气的人可以吃些海带，可以化痰气瘤结。

腹泻怎么办？无湿不作泻。没有湿气一般不会泄泻，治湿要行气，要温燥，既行气又温燥的中药就是陈皮、厚朴、苍术。孩子拉肚子，拉稀如水的，用苍术、厚朴、陈皮、甘草，打成粉，就是平胃散，吃几次下去，腹泻就会好了。

天南星性热。天南星是很厉害的，可以散风痰，什么叫风痰？就是中风以后，痰涎涌在咽部，涌在身体里导致半身不遂，痰涎阻滞经络，好像路上出现车祸，南来北往的车辆就动不了了，所以中老年人最怕口中有痰，那口痰会将人堵死，不是中毒毒死，是堵在那里堵死了，古人讲痰生百病食生灾呀。

前段日子有一个70多岁的老爷子，平时身体很壮，宴席上吃了很多煎炸的豆干，回去就口齿不利索了。痰全部壅堵在体内，再喝下去那些黏腻的，胃里头的那些湿气都被载到咽喉，胸部一旦被痰迷蒙住了，手就开始抽，中风了。

几天时间而已，所以说贪吃是没有好结果的，他当时只吃米饭或者青菜那就没事。酒是上行的，煎炸之物也是上行的，肉是黏腻的，把痰浊黏腻通通都往心脑方面送。所以张仲景说生病之人如果不忌辛辣、恶臭、酒烙、奶这些生冷之类的东西，用药很难有理想效果。

碰到这种情况，我们怎么办呢？我以前碰到一例，讲话声音不清、痰多，先用涤痰汤把痰化掉，洗涤痰涎的专汤，服用十来剂以后，他讲话就很清晰了。

所以说痰迷、咽喉迷、心脑迷，胸中有痰讲话就会不清晰，手就会抖。破伤强直，风搐自安。破伤风，身体四肢抽搐，它可以安，如古人的玉真散或者青州白丸子，都是治疗痰阻经络后行动不利的。

天南星是治疗顽固恶疾的一把很亮的剑，碰到一些顽痰恶瘀，都可以将其化掉。所以你们要记住有一个烂疮散，什么叫作烂疮散？就是身体长一些疮肿包块，可以用天南星打成粉，用醋敷在疮口上，也可以加半夏，恶疮毒很快就会被拔出来，很容易收口，不然恶疮老是不收口，所以用天南星可以蚀恶疮。

好，我们要看半夏了，半夏这味药真的是非

同凡响。半夏味辛，能够辛散健脾燥湿。湿浊堵在胸脘不想吃饭，胃开不了，用二陈汤加焦三仙，这是最理想的配伍。平时喝酒了，或吃撑了，几天都不爱吃饭，用二陈汤加半夏。

半夏燥湿祛痰，还可以消血管壁上的痰垢。邓老有一个方子实在是太妙了！邓老治疗心脑血管方面的疾病很有经验，这是千锤百炼的方子。

邓老认为怪病要治痰，治痰呢，必须要治瘀，痰瘀往往狼狈为奸，痰、瘀要同时治。血行顺畅以后，痰会化得快，痰化干净血就会走得更流利，有没有一个方子可以痰瘀并治？

有个患者嘴唇乌暗，有瘀血，平时咳嗽浓痰多，不管是治疗心脑血管的病，还是祛痰的药效果都不理想。我想起邓老有一个方子即温胆汤加丹参、三七，叫丹七温胆汤，专治中风痰瘀梗阻在身体，或者唇面乌暗，晦气。而温胆汤里头就有陈皮、半夏、茯苓、甘草、枳实、竹茹。丹参、三七活血；枳实、竹茹降气；陈皮、半夏、茯苓、甘草化痰，降气活血。

十剂药下去后，嘴唇乌暗转为红色。他说好多年都没有这种色彩了，周围人都认为他要走运了，其实身体好了，好运自然就到。

半夏治疗痰厥头痛效果好，什么叫痰厥头痛？高血压咳吐脓痰又多，而且头经常晕晕痛痛的，用半夏天麻白术汤，又叫半夏白术天麻汤。

嗽呕堪入。咳嗽又呕吐者可以用半夏，只要吃冷的，或者喝酒以后呕得一塌糊涂，两味药下去立马不呕！张仲景讲："诸呕吐，谷不得下，小半夏汤主之。"各类的呕吐，米谷都进不了，就用小半夏汤。

上次有一个患者喝酒后呕吐，生姜、半夏两味药，喝下去之后，他再吃东西时就像跳水一样，就是把咽喉和胃比喻成深潭，有些人东西夹到嘴里都下不去，但是用半夏跟生姜以后，半夏能够把胃宽开来，生姜是止呕吐的神药，所以半夏、生姜两味药可以治疗呕吐。

还有一个方子太神了，我碰到一例感冒的患者，咳吐脓痰、黄痰、稠痰，晚上睡不着觉，吐出一些就像胶状的痰。这叫痰热，浓浊为热，清稀为寒。

我说四逆散加小陷胸汤，黄连、半夏、瓜蒌，黄连去黄色的东西，瓜蒌清热，洗涤细腻的痰浊，半夏专门止呕，所以三味药并用。

张仲景太厉害了，我们今天读起来都佩服得五体投地。患者说吃下去好像胸中的痰一下子被扫掉一样，所以痰浊痰热用小陷胸汤，它能让整个胸胁的痰浊陷下去，叫小陷胸汤，痰浊碰到小陷胸汤就如同灰尘碰到扫把。

还有顽固性失眠，有一次我治疗一个顽固性失眠的患者，伴见胃胀，我用半夏泻心汤治他的胃，结果胃胀治好了，失眠随之而愈。

胃不和则卧不安，这个经验你们要记得。当脾胃不好的时候，睡是睡不好的，所有失眠睡不沉、睡不好的患者都要记住一点，晚上不要吃撑，不要吃饱，不要吃胀，如果吃坏了胃，晚上睡眠肯定不好。

第13课 藿香、槟榔、大腹皮、香薷

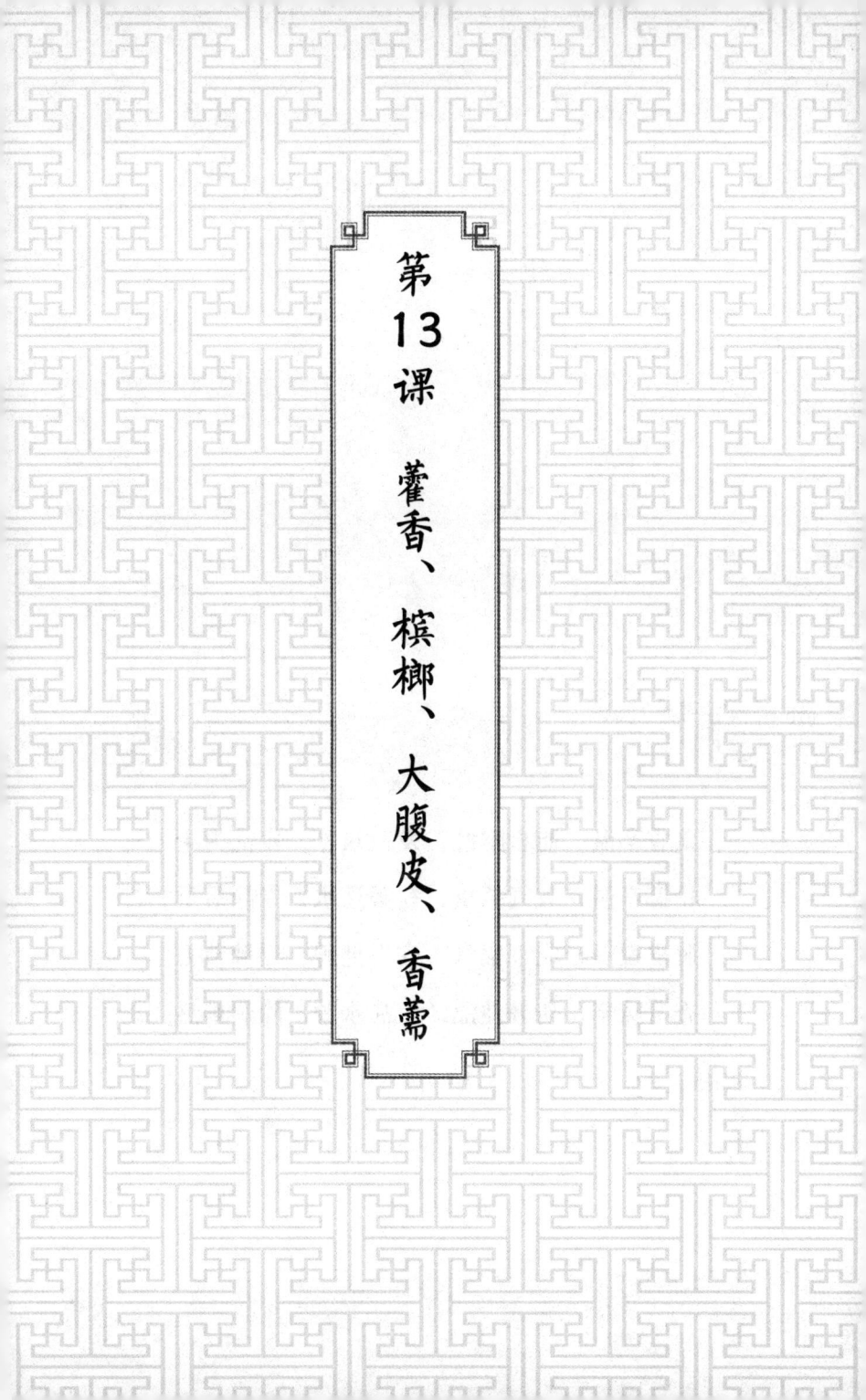

藿香辛温，能止呕吐，发散风寒，霍乱为主。
槟榔辛温，破气杀虫，祛痰逐水，专除后重。
腹皮微温，能下膈气，安胃健脾，浮肿消去。
香薷味辛，伤暑便涩，霍乱水肿，除烦解热。

11月17日

晴

湖心亭公园

好，又开始我们今天的《药性歌括四百味》的讲解了。

我们今天讲藿香，藿香辛温，能止呕吐。它止呕吐有多么厉害，你们尝过藿香正气散、藿香正气水、藿香正气胶囊就知道了。凡是晕车、晕船、饮食生冷后，胃痛胃胀、上吐下泻，就用藿香。

以前人们行军打仗最怕什么？最怕肠胃炎，消化系统出问题，那就完全没有了战斗力。诸葛亮为什么会打仗？除了计谋外，还有一个，就是他懂得医药。士兵每到一个地方，先服一些行军散，就不会水土不服。

我们以前讲过一个案例，澳洲的金矿主到欧洲去旅行，得了肠胃炎，水土不服，高热不退，上吐下泻止不住，刚好碰到中国游客。告诉你中国不一定医生才会治病，有时候平民百姓也都是医生，因为他们随身都会带有一些旅行居家常备的药,藿香正气是首选。游客给金矿主吃下一点后，拉肚子止，再吃呕吐止，再吃呢，站起来没事了。

患者惊讶，医生更惊讶，这就是欧洲、澳洲非常尊崇中医的原因，他们把中医、中药的店叫草木店。金矿主一回到澳洲大登报纸说：中国神奇的药救了他的命，就是藿香正气水。所以居家旅行应该常备藿香正气水。

其实学医呀，很重要的一点是专注，专注分九等，普通的专注就是认真做笔记或看看书，这叫专注。但是极限的专注，你们知道是什么吗？我在余老师那里学医的时候，极限的专注是，你在抄方，蚊子叮你，你都没动。你觉得抄方比蚊子叮更重要，这是一条。

第二条，跟老师在外面采药的时候，下雨老师还没戴帽子，还在讲的时候，你不可以撑伞戴帽子。为什么呢？不是说你没伞,也不是说你傻，也不是说你不怕风雨，而是我们更怕什么，更怕智慧流失，相对于风雨而言更怕智慧流失。

专注的极致是为法忘躯。为了能够学到这些好的智慧和方法，身体上的痛、痒、感冒、风湿等通通可以忘掉。所以，真弟子是老师没有允许之前就一直听课，即使天降雨都不撑伞，这就是精神。凭着这份精神，你可以直达医学很高很巅峰的造诣。

苏洵，二十七岁始发奋，读书籍，他可以成才。朱丹溪半路学医，二三十岁以后，才接触中医学，直接拜到罗知悌门下。

罗知悌说：半路出家的，不要来找我，你年龄都这么大了怎么能够来找我呢？然后把他推到门外，三个月不见他。但是朱丹溪每天在他门口，虽大风雨不易也（虽然大风雨他都没有移步），最后感动了罗知悌，将朱丹溪收为关门弟子，从此金元四大家多了一个时代历史名医，多了一个真正的大家。

朱丹溪不是仰仗自己的聪明才有所成就的，

而是仰仗"敬"与"信",敬师跟信师,比聪明才智更重要。

余老师那里比我聪明的人多的是,有各大名校的学生,也有多年临床经验的医师,他们每个人都能独当一面,都很厉害。但是我比他们更突出的一点就是,我是五体投地、毫无抵触的敬师、信师,并一直这样做。

他们说老师讲的这些我为什么要抄下来。我说:老师讲的每句话我都当金子。因为这种精神,你们才知道原来普通的专注与极限专注差十万八千里。普通专注你坚持一年、两年,也能出一两本书。但是我一两年就出一二十本书,这里面是有区别的。

好,我们继续讲藿香。藿香可以发散风寒,还可以发散风寒湿。特别是夏天突然下雨,淋了雨后,感冒呕吐,吃不下东西,这时就要用到藿香,它是暑湿外感的良药。

发散风寒湿是汗法的功用,因为藿香味辛,辛香定痛祛寒湿,辛能行,辛能散,辛能发汗。

前段日子有一个朋友来这里干活，他本来感冒了，来到这里让我开药。我说你先去干活，猛出一身汗，身体酸重感就没有了，回去大睡一觉，第二天药还没吃就好了。

感冒，第一招就是解表出汗，汗出一身轻，在酸重感受最明显的时候，要发汗，不管姜汤还是盖被，还是用热气来熏蒸。有的时候你懂得这个道理，暖水宝、吹风筒都可以治病，或者洗澡时用的喷头之类的，只要对着膀胱经吹热风，就能发汗，因为足太阳膀胱经主表。

我感觉到这句话很妙，没有汗珠淌，哪来饭菜香。没有流汗、出汗，哪来身轻体健，身强体壮，身心轻安，所以发汗也是很好的开胃药。从这句话，我们可以体悟出，有些人老是吃饭不香，胃不好。怎么办？我们给他用一些藿香、佩兰，再加一些消积药，麦芽、陈皮之类的，胃口就会好。一发汗浊气就从八万四千多毛孔排出，这叫推陈，推陈以后肠胃就升清了。

藿香以治疗霍乱为主。霍乱是很严重的消化

系统疾病，上吐下泻，闷胀难耐，藿香能够外散风寒，内停霍乱。

好，我们接下来谈一下学习要学到什么程度。

三个字"不喧哗"。在余师那里学习，最忌讳的就是道说是非。为什么不能喧哗？我发现，观察大自然，就能知道怎么做人。溪水，常年哗哗响；大海，从来不喧哗。

有格局和眼界的人，都会保持气的饱满度。我们农场经常会有很多考验，经常会有一些外人来找你讲闲话，这就是考试，所以考试不一定在桌子上，它在你平常生活中、干活中。

有些人他们不是学生，而是社会人士，他们来这里是来给我们考试的。为什么他们会谈股票、六合彩，你跟着他们谈的时候，很容易就迷失了自己的方向。

我感触很深的一点就是，不怕学问难，也不怕山难走，就怕走到半路不知道自己要干什么。这个是最认真的状态，拿出你的劲，挖莲池就挖莲池，别的跟我没关系！只有你很想说话，对方才能惹得动你说话，要明白这一点。

有些人说我经常听到是非，不得不讲。我告诉你，没福气的人老是听到是非，有福气的人，经常听到真善美。爬山最怕的是什么？最怕的是你爬着爬着都不知道要去哪儿了。

槟榔辛温。槟榔是辛温的行气药，能破气杀虫。你想想虫一闻到槟榔味，赶紧跑，所以，孩子肚子里有虫可以重用槟榔煎水，利用辛冲味，让虫积往下逃窜。

我跟一个老先生抄方的时候，老先生在治疗孩子的病时也喜欢用槟榔。吃过后孩子就会胃口好，面黄肌瘦也会改善，食积气滞去掉后，身体内新鲜的气血就会涌上来，这叫破气杀虫。

祛痰逐水。痰水蒙在心胸、胸膈非常难受。甚至会引起心脏病。而这时我们要找一味药，可以让痰水通通滚下来，而槟榔能下十二经痰水，可以下梗阻在心胸肺的痰水。

有一个患者岌岌可危，痰喘痰迷到心胸，话都讲不好，输液过后，更加严重。用丹参、石菖蒲、槟榔、枇杷叶四味药，各一大把，几十克，吃下去下午就觉得排气顺畅了，然后痰水也排出很多，第二天即可坐起。

严重心脏病，就是痰水堵在心胸，丹参、石菖蒲让血气活跃，枇杷叶降肺气，槟榔下痰水。相当于让身体下一场雨，当我们看到周围硝烟四起，这时下一场雨，雨过天晴烟也会消失。

人吸烟多、喝酒多，脓痰卡在心肺，而且痰水辘辘有声，吐又吐不干净，吞又吞不下，满胸肺都是痰浊。丹参、石菖蒲、槟榔、枇杷叶各10～20克，严重的三五十克都可以，擅长洗涤心胸中痰水，叫祛痰逐水。

专除后重。什么叫后重？拉肚子时想拉大便，可又拉不出来，明显感到肛门有重坠感，这种重坠感，要用行气药。因为中医学讲行气则后重自除，活血则便脓自愈，芍药汤治疗痢疾后重。用活血的芍药，行气的木香、槟榔，还有排湿浊的大黄。这三个理法就是治疗常规痢疾的大法，起到推陈出新、邪去正安的效果。

我们再讲一个小故事。有天很奇怪，金宝拔了萝卜，朱老师把萝卜下面的白拿了回去，金宝就把上面的青拿了回去。这个青叶子也能吃啊？我们当地人很少吃，那个不太好吃，口感不太好。

其实吃东西不是为了口感，不是为了营养，只是为了裹腹而已。为什么我们现在在山里这样吃，也能吃得很香甜。当你闻思修进行很顺利时，萝卜叶子都很好吃，做一切事情都是很有意义的。当你闻思修进展不顺利时，天下最好的美食，你吃下去都会索然无味。好吃，很简单，就是人生要做有意义的事。

我发现，有不少学子在网上听课或者在这里听课，听完课以后，鼓掌很高兴，但是自己碰到一些小问题，又皱眉解决不了，你知道为什么？

因为听了没练，光听不练。这样的人听课叫数宝者，如数他人宝，自无半分毫，就像在银行里数钱，数得很开心，但钱不是你的，这叫数钱式的读书和听课。真正赚钱式的、造钱式的读书听课法，是读完以后回去还反复温习，温习以后还要用于实践。还要去体悟、领悟，还要去锻炼、修炼，那这个就是得宝者，其他的只是见宝者。

我们再看大腹皮，功用就是通大腹，水气留积在肚腹要用它。大腹皮就是槟榔的外皮，专门消散那些无形的气滞，而槟榔迅猛，可以去有形的水积，或者气滞。

大腹皮行气、下气比较温和，同样行气槟榔迅猛像小伙子，大腹皮温和像老爷子。气滞厉害的用槟榔，气滞很轻微的用大腹皮。用完大腹皮就会排气，叫腹皮微温能下膈气。大腹皮是微温的，能够让胸膈中的气，像降电梯一样一下子降下去。藿香正气散里头就有大腹皮，你碰到脘腹胀闷，就可以用它。

有些人吃东西吃太快了，吃完以后打嗝或者吃完以后饱胀，用大腹皮、陈皮煮水，一吃下去就会排气，饱胀感就会消去，这叫能下膈气。有些人着急、生气后胸部闷塞，大腹皮配麦芽，疏肝理气又能健脾和胃，吃下去气积解散以后，胸膈宽松，有快膈之感，好像一下子心胸中很快意一样，这是行气药的好处。我为何喜欢用这些行气药？因为吃了让人开心快意。

安胃健脾。我们常会用大腹皮安胃健脾，患者吃饭不香或者不长肉，用健脾胃的四君子之类的补气，一补就容易上火，怎么办？可以用陈皮、大腹皮，大腹皮补气还可以让气顺下去，而不会一补就上火，所以有些人不补就弱，一补有火怎么办呢？就用补气健脾的参苓白术散或者四君子再加点行气下气的陈皮、腹皮、麦芽，一补一行，好像一加油就把车开动了。但凡吃了补药、滋腻药过后，脾胃转动不利的，就可以加点大腹皮、陈皮。

所以有些人学习，拼命在老师这里加油，为什么学不出那种感觉来？因为他不会学以致用。总是在加油站加油，却不去用，那就变油车了，要立马去实践，要去使用。知识只有越使用才能造化出越多智慧来。

浮肿消去，就是说大腹皮有消浮肿的功效。曾经有一个患者两百斤，肉还很水嫩，走路时肉都在晃，像相扑一样，那不是肉，那是水湿。

水湿滞留在体内，像毛巾吸水，一旦沾了湿过后就很重，人也是，喝了太多凉水、冷饮后才会虚胖，会沉重，腿脚沉重，身体沉重。给他用"五皮饮"，桑白皮、茯苓皮、生姜皮、五加皮、大腹皮，专门让皮肤表面的水通过膀胱排出体外，还配合五苓散。有些患者喝水都会肥满，五苓散，与大腹皮配合使用，又化气，又利水，吃了大半个月以后，减掉近二十斤，减下来的全部都是水。

所以水湿外溢皮肤肿满，就用五皮饮，其中的大腹皮，能把大腹轻松地减下去。

我们再看香薷。香薷可以做什么？可以做香料，或者做香囊。我在山里的时候，有一个学生，她亲自制做香囊送给我们，里头有藿香、香薷，还有砂仁之类的，把芳香药拿走后包香囊的布包，还可以香很长时间。

我们要擅长于观物，通过观察事物表面看到它的道理。我看到这个小现象就领悟到，譬如纸一张，以纸包兰麝，因香而得香。一个人近贤良，好像纸片一样，这个人是一张白纸，但因为他近了贤良，就像拿纸去包麝香、兰花或其他芳香极好的东西，因为香而得香。

一个人有什么成就，要看他的朋友圈，朋友圈都是贤良的，这个人不得了。看他有什么大成就，看他的老师，老师够严格，严师出高徒。所以啊，老师对你们不严是害你们。别人问我们在这里讲课为什么不去大讲堂，在普通的山野边上干什么？我说我不在这里讲，我在这里造香囊，造出能够香满乾坤、能够香满后世的典故。我要用一辈子来造典故，所以古人能够流芳百世，凭的就是品行品节，所以香囊香一时，品行好，才能流芳百年。

相反呢，有些人喜欢交损友，损友来益友却，你身边的损友多了，好朋友就会远离你。所以一交到损友就麻烦了，若人近邪友，譬如柳一条。一个人近邪友，好像柳枝一条一样。以前人没有塑料袋，很环保，买肉的时候就拿柳条穿到肉或者鱼里头去，以柳穿鱼鳖，因臭而得臭，柳穿过鱼鳖以后，再拿出来，都是鱼腥臭味，因臭而得臭。

所以交到邪友你身上就有邪气，交到良友你身上就有圣洁之气！

香薷是一味好药，香薷味辛，伤暑便涩。伤暑以后，小便不通利，身体很沉重，夏天吃凉饮过后，又吹了空调会浑身怕冷、头痛、发热、汗又出不来，这时一味香薷30~50克煮水，喝下去立马发汗利小便，痞闷就会缓解。因为香薷芳香化湿，芳香行气，芳香辟恶臭。所以吃到一些隔夜的食物后肚子满胀、鼻塞、汗出不畅，30克香薷煮水喝下去就会缓解。

香薷还有一个功效，可以治疗舌头白白腻腻有一层积雪一样的舌苔。用香薷20克加到辨证方里头，退垢腻舌苔效果好，所以舌苔垢腻应该想到香薷。

香薷治霍乱水肿，身体出现上吐下泻又肿胀，用它发汗利小便。香薷可以除烦解热。香薷为什么能除烦解热？因为它可以开汗孔，像一个人在屋子里头闷热，把窗户打开了，就不心烦，所以空气对流不心烦，毛孔通畅了，烦热就解了。

上火的时候最快速的办法不是吃下火药，而是在田里劳作出汗，出汗后火气就散了。所以咽喉痛的小伙子，到我们田里运动完后，咽喉就不痛了，发汗以后，津液就会流通，咽喉就不会痛，所以说能除烦解热。

有些人经常喜欢待在电脑旁，像关小鸡一样在狭窄的房子里，日久以后就会出现胸闷烦热的症状，可以用香薷、苍术、藿香打成粉剂服用，就能散除烦闷。一次调一小勺，吃后人很想去运动，因为芳香冲动。

芳香的药能够让人冲动，让人积极，对于总是待在一个地方不动的人很管用。所以久坐的人一来就到处找凳子坐，我一看他就是久坐族，就要给他用芳香药。因为久坐伤肉、伤脾，脾伤了，唯有芳香能够让其醒过来，一个人困倦的时候，一闻到香的就会醒过来，本来没什么胃口，一闻到香的，立马想吃了，此谓芳香能让人苏醒、让人精神。

同样，人勤地长宝，人懒地长草。我们勤一

点去种几次，就有吃不完的菜。所以，天底下没有不好的事，只有懒惰的人，没有挖不到宝的地方，只有懒惰不爱挖宝的人。大舜开垦荒山，可以变良田，田荒了无所谓，人不要荒废了。

上车村有一位阿叔，在外面做生意，打工回来就不种地了，结果连年胃痛，我跟他讲，必须要把他的地拿起来人才会好。他问为什么呢？我说：田荒人废，田荒掉的人就废了。他就种了黑糯米来酿酒，种了一季以后，胃病给种没了，高兴得跳起来。所以人勤地长草，人懒地长草。

好！我们今天到这里，更多精彩在明天。

第14课 扁豆、猪苓、泽泻、木通

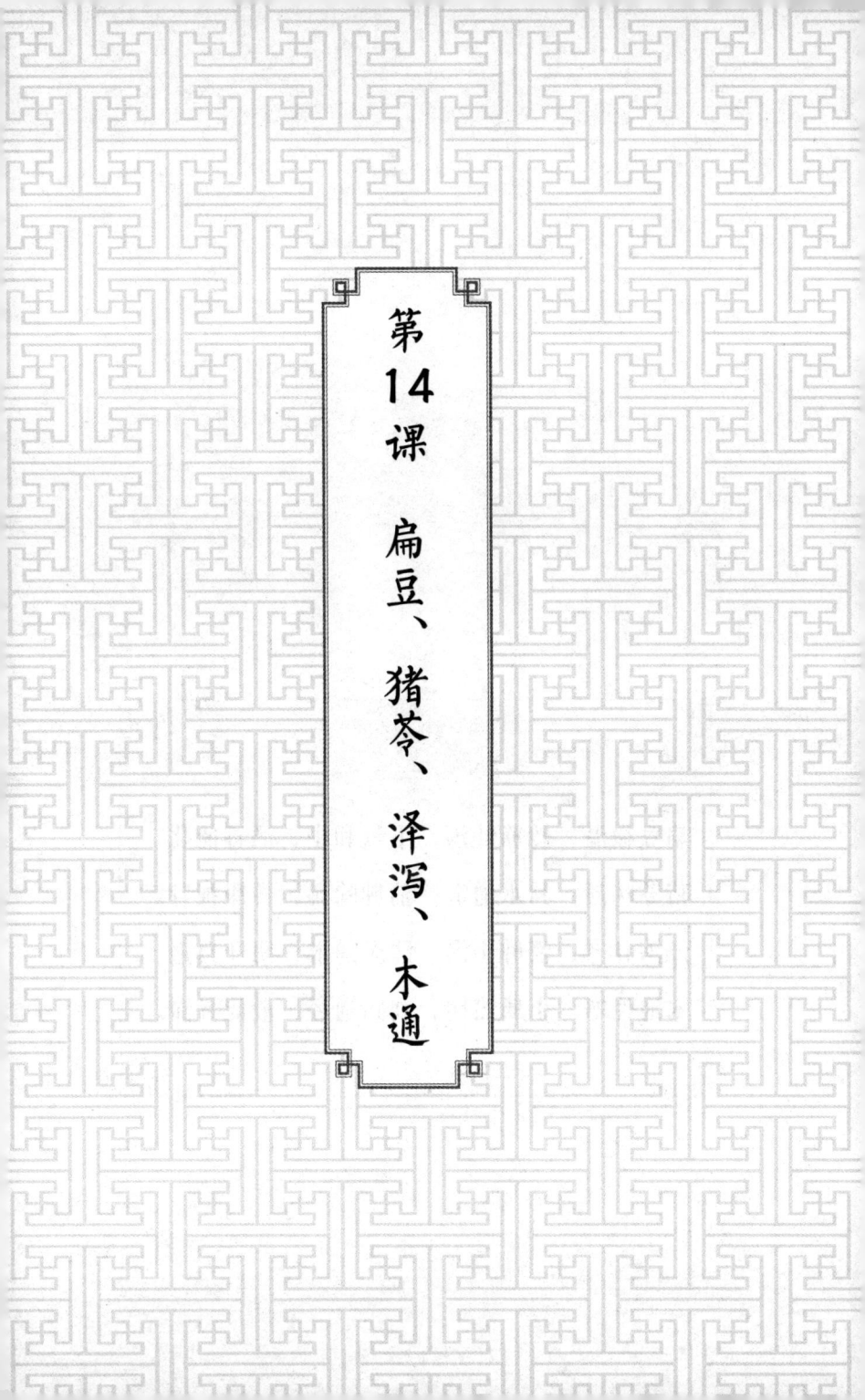

扁豆微温，转筋吐泻，下气和中，酒毒能化。
猪苓味淡，利水通淋，消肿除湿，多服损肾。
泽泻甘寒，消肿止渴，除湿通淋，阴汗自遏。
木通性寒，小肠热闭，利窍通经，最能导滞。

11月18日
　　晴
湖心亭公园

　　《药性歌括四百味》是中医古籍普及系列，我在山里就讲了《病因赋》，讲了《药性赋》，现在讲《药性歌括四百味》。古圣先贤用16个字就把一味药的性格特点，描述得淋漓尽致，这是功夫啊！精炼的功夫。

　　我今天一起来发现长衫忘带了，那怎么办呢？再多做十个俯卧撑就不冷了，我就想到人在清苦状态奋斗劲是铆得更足了。

　　我听过一个植物界的神奇，如果玉兰树旁边有三层楼，它长得就比三层楼高一点点，如果旁边是两层楼，它就比两层楼高一点点，如果旁边是四层、五层楼，它就比四五层楼高一点点，总要冒高过楼一点点，这是因为树要采光，要吸收能量。

那天我经过上坡的斜谷，斜谷下面有一群香蕉树。一棵棵都有三四米以上高，非常高大。是不是香蕉品种不一样？村民说一样的品种，为什么一样的品种斜谷里的香蕉树长得更高呢？因为香蕉树在低谷的时候，比谁都长得快速，因为在阴谷里头不快速生长就获得不到阳光，就会枯萎。

所以人碰到逆境不可怕，只要成长比逆境更快速就可以了，逆境中的孩子往往跑得更快，逆境中的植物往往也长得更壮。当碰到这些冷风、寒气等逆境的时候，我们只有以炼为衣，用锻炼作为衣服，可以暖我们一辈子。

扁豆微温。扁豆是微温、温和、甘甜的。扁豆是豆类，能益力，干活后多吃些豆制品，如扁豆、黄豆、赤小豆，手脚会有力量涌出，扁豆味甘，凡是豆类药都带有甘甜补益之力。

转筋吐泻。夏天暑湿对脾胃不好，有些人会上吐下泻，有时会小腿抽筋，这时需要吃一些除湿的药，因为《黄帝内经》讲"诸痉项强，皆属于湿"。各类的抽痛、僵硬，要除湿，所以要用扁豆、薏苡仁、赤小豆这些豆制品，煮水以后服用，带走那些湿邪，筋骨肌肉就不抽搐了。

下气和中，扁豆能够下身体的水气、湿气，可以让中焦调和，我们知道有一些经常咳嗽的患者，反复发作，怎么根治咳嗽呢，咳嗽后咽痒，用止嗽散；如果咳嗽到后来咽也不痒了，就是久咳不好，这是脾虚，土不生金，我们用参苓白术散，参苓白术散里有扁豆，可下气和中，使气顺则咳止，中焦和则肺气生。

酒毒能化。酒毒、煎炸烧烤等食毒后，用扁豆、绿豆、赤小豆还有黑豆这几样煮水服用，可以化解饮酒或者服食肉制品过多的毒素。

普宁那边有一个小伙子读中学，满脸长痘，咨询我该怎么办？我说用扁豆、绿豆、赤小豆、黑豆来煮水，天天喝，湿气往下走，那些痘疮自然不会往头面上浮。所以我们治疮要先治火，治火要先降气，气顺则火消，火消则疮平。

豆汤可以解除疮痘毒、酒毒，有些人喝酒以后，醉酒不适或者胁肋胀满，就单用扁豆或加绿豆来煮水，喝下去就可以解毒。

我们刚来的时候，有个小伙子去池塘挖地，说这个地好难挖啊，直叹气。然后我跟他说要讲方法，精气神要足，方法总比困难多；精气神不够呢，困难总比方法多。事情干不好，并不是因为这个事情本身很难，而是你没精神。

早睡加止语把精气神养足，现在干起活来雷厉风行，才短短一周，就可以转变得那么快。刚来时这个小伙子像小姑娘一样，手软绵绵的，地都挖不开。当时我说你们都别小看他，等他一练起来，哪天丑小鸭变白天鹅，你们就跟不上他了。果真一周不见就不一样了。

一个人精气虚的时候，做什么事情都难如登天，精气足的时候做什么事情都会易如反掌。人拼到最后，不仅凭聪明才智、资历学历，拼的更是精气神。

我常问你们觉得谁最有力量呢？新人，新来的是最有力量的，因为他抱有一股新鲜感，一股很恭敬、很虔诚的新鲜感。广西新朋友刚过来的时候，挑水就很勇猛。老油条是最没力的，听久了像打不穿的牛皮一样，所以你们要警惕，切记厌熟！

我发现新来的都有一个特点，就是十二分的干劲。我们干活的宗旨是：干活需用十分力，闲谈不过三秒钟。你有这股劲那就不一般。想要学好医、学好药，就一个秘诀，把你刚学的那股劲一直保持到最后，善始善终。

出版社寄给我新出的书，到了好几天我都没去打开箱看，因为我一直保持着自己没出书的这种感觉，才不会有傲气。

猪苓味淡。猪苓的味道是很淡的，淡到煮出水来都不怎么能尝到有什么特别的药味。淡味的药有个特点，像玉米须、薏苡仁、猪苓煮水，可以让身体内的痰结、肿瘤、包块、积聚等在不知不觉中淡化。

比如有一杯很咸的水，你怎么把它变淡呢？要加入淡水，所以身体血液很浓浊了怎么办？服甘淡的药物。血液浓浊，才会长肿瘤、包块、结节，血液浑浊恶臭了，才会产生这些结节，我们就用薏苡仁、玉米须，还有猪苓这类淡味的药来治。

现代研究证明猪苓有强大的抗癌效果，而我们古人呢，说它有强大的利水效果，让水气通畅过后，结块、积聚会往下走。

有一个膀胱结石的患者，很严重，他就用一味猪苓50克煮水，每天喝，听说还可以抗癌。吃了半个月后，有次小便的时候听到"叮当"一声，结石排出来了，一年多都没有排出来的结石，服用了半个月的猪苓水就排出来了。所以猪苓是治疗体内结石的一种好药，是利水通淋药。淋是什么？是尿道口发炎，小便淋漓涩痛难忍。

夏天的时候，大量的出汗，口干渴，又忘了喝水，小便会黄很浓稠，得了严重的尿道炎、膀胱炎，小便时尿道会很痛。这时可以用一味猪苓30～50克煮水喝，喝两三次就好了，所以猪苓利水通淋之功非常好。

消肿除湿。身体肥肿，湿气重，我们前面讲

过，喝水都会肥胖的人，减肥就要温阳利水。可以这样比喻，一条毛巾沾湿了会沉甸甸的，很重，一个人浑身是水气，暴饮暴食以后走路会很沉重，拖泥带水。这时毛巾经太阳晒过或拧干就会变得轻爽，人一经五苓散温阳化气利水，也会轻爽。

我在大学的时候，一个同学很喜欢喝可乐，后来不敢喝了，因为越喝越虚胖，不管吃什么都胖，可乐一停掉再喝五苓散效果很好，自己亲自到同仁堂打粉以后拿来服用，在古书上五苓散能够用白粥来送服，效果更好，或者直接散剂用温开水送服也行，这位同学服用了一个月减掉十来斤。

所以减肥不一定要去减肉，把水减掉，把身体的阳气提起来，让小便排得快，身体也减瘦得快。他从此再也不敢多喝可乐了！冰冻的这些饮品，越喝人越沉重！是冬天的山重，还是夏天的山重？冬天的山，一结冰的时候就会很重，所以冰饮喝多了，人也会沉重。

多服损肾。利水利尿药不要喝太多，喝太多

了会肾虚，但是又需要用的时候怎么办？就加一些补肾养阴的熟地黄、山药进去，再加利水药，就不伤肾了。我以前看老师治尿道结石或者肾结石，用猪苓、泽泻、茯苓，再加点黄芪、党参这些补气的药，那就不会伤肾。

我们看到菜叶上有虫子，有那种叫作屈伸虫，因为它屈一下再伸一下就会走很远。这其实表达了一个道理，天地间呢，做人要能屈能伸。屈下来可以为伸出去做更好的准备，一个受不得半点委屈的人，他也成不了什么大器。有一天我看我的徒弟担清水担得还不错，后来换担粪了，润雅看了就皱眉，粪水原来是这样担出来的。

其实看一个人有没有成长，就看他勇不勇于去担当，但是担当责任也不算什么成长，那只是小成长，是你的本分。像我们去普及中医学是我们的本分，没什么了不起，但是你担当委屈了，那就真了不起！即使别人误解你，或者不是你的错你都能担当下来并且不去辩解，这个是真成长、大成长。

以前广钦老和尚在山里修行，境界很高，他初到山里来，当家师父想要考验他修行怎么样。让他守在大殿里头，大殿里放着功德箱，第二天师父就对大家说功德箱的钱被偷了，那不用说了，他守在那里，钱被偷了，肯定是他的问题。

结果广钦老和尚一句话都不辩，还是照样在大殿八风不动，艰大独当，声色不动，一点都不在意。等到几个月过后，当家师父看到他一点抱怨都没有，才说这只是一个考验。大家才对他的定力竖起大拇指！

所以考试不一定在考场上，平时任何微细之处都是在考试，看你有没有突破，就是量的考试。定力造就了老和尚闻名天下。

能不能成才，就是看他受不受得了委屈，一个小委屈都受不了，都担当不了，能成什么才？有一个笑话，经理跟老板一起坐电梯，还有第三个外人，然后老板放了个屁，然后外人就摇头表示不知道是谁放的，经理说不是我放的，老板气得脸都红了，一出电梯就把经理炒了，就说连个屁大的事都担不了，要经理何用。

如果你敢担当委屈就会有不可思议的效果，担当一分，成长一分，一个小委屈都受不了，真的很难成才啊。

以前在禅堂里头打禅是不简单的，师父打禅说：生姜是树上结的。你也会说：是。师父说：花生也结在树上。你也说：是。为什么这样考验呢，这不是乱来，连不同寻常的考验鞭打你都能受，那你出到社会普通的考验鞭打就无所谓了。所以经过少林三十六房训练再出来后，就会武功非凡！

泽泻甘寒。泽泻这味药味甘性寒，能够淡渗利小便。消肿止渴。人身体肥肿、口干渴，泽泻可以解除。

《神农本草经》记载，要练轻功就要服用泽泻。越跑越快的那些运动员，服用后人能行于菏泽之上，不是说真的在水上飞来飞去，而是那种感觉就像踩在水面上一样，很轻盈。意思就是在身体里有菏泽之水，泽泻都可以疏泄。

上次来的患者血脂高、糖尿病、血黏度偏高，我们给他用荷叶、泽泻两味药泡茶，降血脂效果非常好。荷叶出淤泥而不染，泽泻专门利水，所以在喝完后小便量会增多。如果舌苔偏白，还可以加点生姜，舌苔不偏白不用加生姜，这个小方子，一味药30克左右。

吃完以后，小便量会比平常多一倍，血脂降得很快。他再复诊说，血脂是很快降下来了，但是血糖下降没那么快。我治疗那么多例后发现血脂、血压很容易降，用荷叶、泽泻，但是血糖就会慢一点，降血糖要靠管住嘴跟迈开腿。

除湿通淋。湿气在下焦会导致小便淋漓涩痛。如果小便是黄赤的，那就要用八正散之类，用泻法。如果是小便清长的，就要用六味地黄丸加石菖蒲，用补法，所以根据小便清长还是黄赤，我们可以确定补泻法。

阴汗自遏。遏是遏止的意思，阴汗就是说阴部周围多汗，阴囊潮湿出汗，像下雨天瓷片出水反水，怎么办呢？这个太好治了，小便黄赤的用龙胆泻肝丸，小便清长的用六味地黄丸，再用马勃打粉外敷在阴囊周围，基本上是三到五天就好了。

有一个办公室久坐的白领，阴囊汗出潮湿并且发臭，我说用龙胆泻肝汤，他说煲汤不方便就买了龙胆泻肝丸，吃完半瓶阴汗就消失了，"龙胆泻肝黄芩栀，泽泻木通车前子"，它有泽泻。

还有一种耳鸣头晕的，西医学称为梅尼埃病，其实中医学叫水饮。

上次有一个老爷子过来，他说走路感觉好像头上有水，像担水一样晃来晃去，耳朵又响头又晕。我用白术 30 克、泽泻 30 克加到四逆散里，两剂药头就不晕了，耳也不响了，所以白术、泽泻两味药，专治水饮攻击心脑导致的眩晕耳鸣。这个是现代医生都很赞赏的一个方子。

《伤寒论》中有一句话："支饮苦冒眩，泽泻汤主之。"心胸中有饮邪，头就会眩晕，泽泻汤主之。

我们再看有些人头发长得挺快，有些人指甲长得快，怎么回事呢？身静长指甲，心静长头发。因为头发指甲都是阴成形的产物，阴成形的产物喜欢安静。

心主血，发为血之余，心静下来，头发就会长得好；身静下来，身体不要妄动，像盘腿、禅坐期间指甲长得就很快。打禅七的时候，才七天指甲一下子就长了这么多，特别是禅七功夫越高者，一出关来，指甲长得更长。

木通这味药就是专门清心的，木通性寒，是苦寒药，苦寒清火消炎热。有一个患者舌头长了一个肿瘤，热痛难受，医院说需要手术，碰到老中医，老先生跟他讲用导赤散，四味药都是30克左右。竹叶、木通、生地黄、甘草，竹叶木通导心经之火下行，生地黄、甘草把阴水养足，四味药就把舌头上的肿瘤给治好了，真是奇迹啊！

他说哪有什么奇迹，这个在我们以前叫痈疮肿毒，在中医里头治好是很平常的事。所以说方剂很神奇，我们讲完药后要开始讲一些方剂。

小肠热闭。小肠里有热，膀胱热，水热，闭住以后口舌会生疮。

有位小学老师，舌头疮痛不止。他说晚上总

是烦热，还梦见打斗的场面，我一看舌头舌尖红，又问他小便怎么样，他说小便黄。下焦小便黄、中焦心烦、多梦，上焦口舌发红容易长疮，上中下游皆是一派火气。

当铁条子很热的时候，怎样让它迅速凉下来？放到长流水中，很快就凉了。所以当你身体很热的时候，必须让小便很通畅，把热尿排出，排到尿不烫的时候，疮痛就下去了。

我给他用导赤散四味药各10～20克，一剂下去疮痛好一半，三剂下去就全好了！晚上睡了个好觉，所以小肠热赤的人，连小便都会发热，口舌生疮，晚上觉都睡不好。

利窍通经。木通可以让心窍、尿窍通开来，让经络打通，结石的患者常会用到木通，所以八正散里头就有木通，治疗结石初起很有效的。

最能导滞。木通可以导出身体的湿邪凝滞。我治疗一个口苦口臭多年的患者，就说他一张嘴周围人就得转头跑，这是很严重的口臭口浊。他的舌苔垢腻又黄，甘露消毒丹治疗口臭是奇效，甘露消毒蔻藿香，茵陈滑石木通菖，芩翘贝母射干薄，湿温时疫是主方。这个汤头歌诀你们要背得滚瓜烂熟。

湿毒在身体，已经很弥漫要发瘟了就用它。吃完以后口臭好了大半。所以甘露消毒丹里头有木通，木通最能导滞，湿热、湿浊凝滞在体内排泄不利就要用到它。

甘露消毒丹这个汤方有奇效之处。当时有一个东莞的何老，他碰到东莞流行瘟疫，有好多人都倒下了，去找医生后效果也不太好。他一看这种瘟疫是湿瘟，就用甘露消毒丹来打成粉剂，打很多斤，来的患者就给他分服，结果大部分都得救了。何老一下子凭一方声名鹊起，一战成名。

何老当时是30岁左右，还是很年轻的。所以我们有句话叫：拳怕少壮，棍怕老狼。棍法等讲方法的是老人比较厉害，但是论力量还是年轻人厉害。想要让力量与方法完美结合，就要有年轻人的精气神，再加上老人的智慧善巧。

我们学医要把身体练好，同样要用这些善巧

的智慧法门把它学透,那你在治疗时方子就会用得得心应手!

好!今天就到这里,更多精彩在明天。

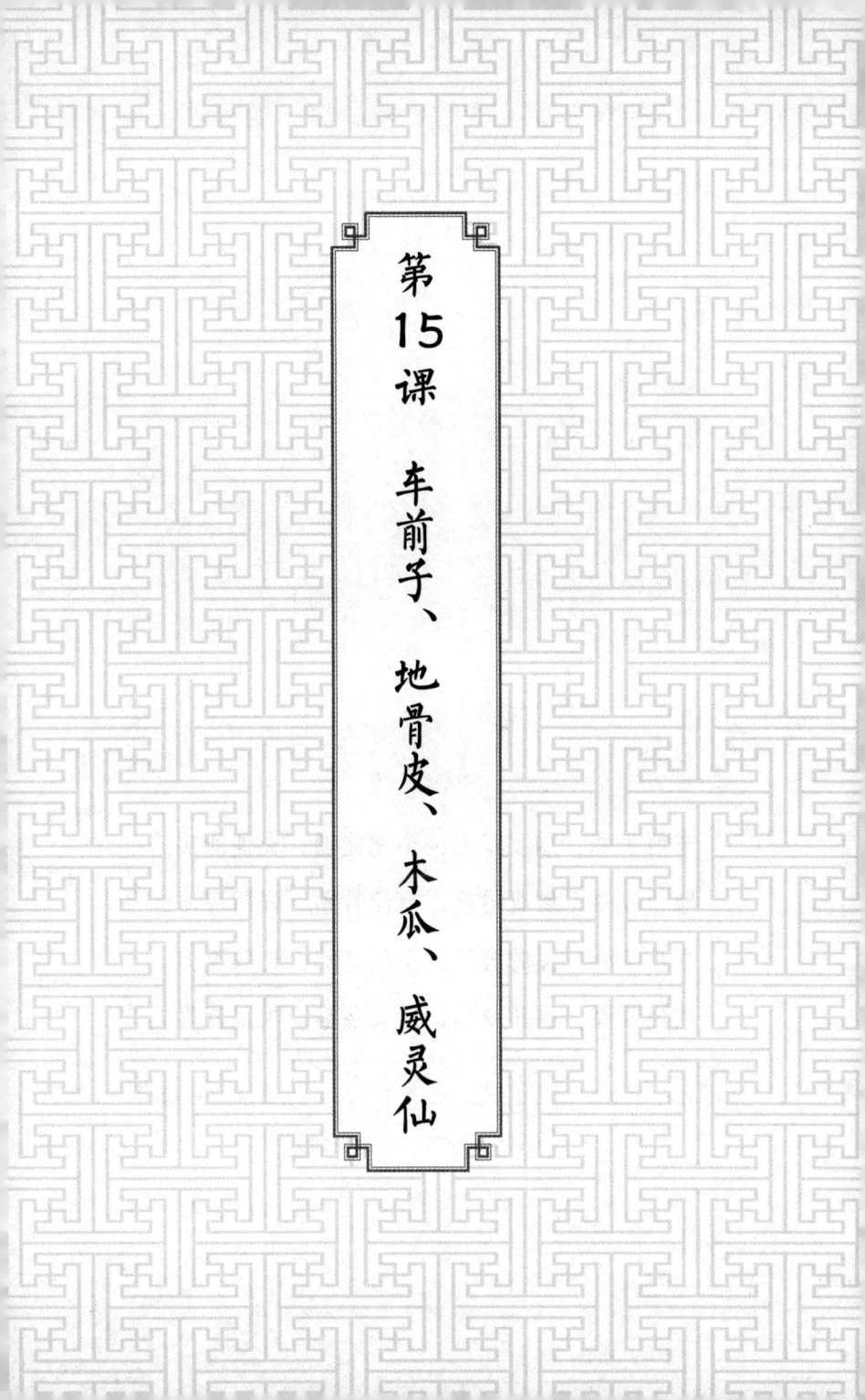

第15课 车前子、地骨皮、木瓜、威灵仙

车前子寒，溺涩眼赤，小便能通，大便能实。
地骨皮寒，解肌退热，有汗骨蒸，强阴凉血。
木瓜味酸，湿肿脚气，霍乱转筋，足膝无力。
威灵苦温，腰膝冷痛，消痰疟癖，风湿皆用。

11 月 19 日

晴

湖心亭公园

　　我今天有一些感慨，来了一看两位男同志都没到，所以为什么男人寿命普遍不如女人。因为男人睡懒觉、起得晚，懒一懒多喝药一碗，我以为我已经够晚了，想不到还有更晚的。

　　我们每讲一味药都会讲一两句鼓舞人、引导人立志的话语。我觉得这个时代大家最缺乏的已经不是物质食粮了，而是鼓舞的话语。

　　那天金宝问，如果烦恼习气很多，比如懒惰、傲慢该怎么办？我也碰到过，我在余老师那里学医的时候，基本上谁都会犯睡懒觉、分心、手脚不够勤快这些错误。有一次我发现我产生了巨大的转变，从那以后这些懒习在我这里都成为手下败将了。哪一次？当我树立志向的时候，我说我也要像余老师那样，为把中医推进百年贡献绵薄之力！

当这样想的时候每天叫醒你的，不是闹钟，而是你的志向。闻鸡起舞的高手为什么能够坚持晨起练武功？因为他有报国之志，别小看"上报国恩、下报父母之恩"这个很普通的话语。但是你做到了就不普通，这个套话听起来很普通，但是你做到了就不平凡。

车前子寒。它是寒凉的，它喜欢生在哪里？田园、菜园低洼的草地和路边。所谓凉利之药生湿地，你看那么低洼的地方，而且经常会被水泡到，它都不会死，肯定有利水之功，自身有游泳的本事，所以它是专门利水利小便的。

溺涩眼赤。排尿时像刀割一样，烧赤热痛，眼睛红扑扑的，用车前子效果非常好。

当时贵州有一个工人在山里锯树木，伐木工，干活时水带的总是不够，干完活过后，口干渴，尿道口疼痛的不得了，排不出尿，尿道炎。贵州人又喜欢吃辣的，喜欢吃辣的又忘了喝水，尿道涩痛如刀割，怎么办？

在山里拔车前草，一下拔半斤新鲜的，拿来煮水一喝下去，下午尿就通畅了，没事了，不痛了，第二天又正常干活。

尿道炎到医院吊水要几百块钱，还有这些利尿药一直下去又要折腾很多时间。田头山脚那就是大药库。所以碰到急性尿道炎、急性膀胱炎，一味车前草就搞定。

眼赤，看电脑、手机、熬夜或者考试，拼命奋战或者连续应酬，酒喝多了眼睛红赤红赤的。白云（眼白）变红变赤，就像沙尘暴，因为中医学讲肺取向天，人体色白的白云属于肺，所以白云变红变赤，说明肺火旺。

满天黄沙的时候经过什么状况立马就可以变得很晴朗、很清凉，下一场雨。所以满天黄沙都要下一场雨，雨后空气会格外清新，人体要怎么下雨呢？

那就要利小便，小便就是人体的雨水，车前草能够降肺利小便，哗啦哗啦，那些水液越往下降，眼睛就越清澈。用一味车前子或者是车前草煮水，专门治疗热火眼赤。

如果不是普通的热火眼赤，而是老年人白内障，眼睛目暗无光呢？车前子止泻利小便，尤能明目，是种子类的药，能够明目，像人体瞳仁一样。

有一个驻景丸，驻景就是让眼睛看风景能够常驻。菟丝子、熟地黄、车前子三味药，我们可以炼蜜为丸，专治老年人目暗不生光辉。

青葙子配菟丝子、车前子、五味子几味药，再加六味地黄丸叫九子地黄丸。用九种植物的种子，来补人体的肝肾，补过之后，眼睛的瞳仁就会发亮。

眼睛目暗无光了，是肾精不够，就像手机打开了电筒，但是灯变暗了，那是因为没充够电，人体充电就充脾与肾，脾胃会消化，肾会藏精，身体就会有亮泽感，眼睛就会很灵敏。所以驻景丸和六味地黄丸配在一起就专治老年人目暗不生光辉。

小便能通。车前子能让小便变得通畅，我再跟大家讲一个可以发财的方子。在上海有一位国医大师发现，血压一高就急着要吃西药，我们中药为什么没有可以拿得出手来的。

他翻阅古籍，然后临床试效，发现有一味药效果非常好，这个药就是车前子。

车前子用布包好泡茶，一般血压在150~170mmHg，刚开始高的，服用后小便变得通畅，压力就下降了。好像河道一样，水库上面已经是越来越多了，压得要胀满了，赶紧要开闸放坝，一下子就没事了。

如果不泄洪，不开闸放坝，等下水库有可能会被压力压垮，这一味车前草就是降压的神药，机制就是利尿降压。这又是一个千金难买的方子。

昨天何老师问《每日一学·草药》出版没有啊，很多人都等着买呀。我问为什么呢？他说那里面的方子都可以养活家。所以这个方子啊，是很宝贵的。

大便能实。凭什么车前子能让水泻一样的大

便变得干爽充实呢，原来是车前子利小便以后，大便自动干爽。我们去田里耕田种地时发现，种天绿香的那片地，以前是水汪汪的，没办法种，但是自从我挖深沟以后，地就开始干爽可以种菜了。水利不兴农业不稳，这是在我们北山中学以前就有的一句话。

身体的水道不通畅，人体就不健康。所以现在很多人虚肿其实就是尿道不畅，经常久坐压迫膀胱。人体也是，如果小便一通畅，大便就会转好。

以前欧阳修，我们跟大家讲过，他得了水泻病，老是治不好，听到门外有草医郎中专门卖止泻药。他以为医中国手都治不了，不相信平常的摇铃铛走街过市的草医能治好他的病。

他夫人偷偷去买了药，跟欧阳说这是朝中国医开出来的方子，你喝了吧。然后他一喝好了，他说哪位国医这么厉害，以前我没见过。其实就是摇铃铛走街串市的江湖野郎中，经历过这件事后欧阳修再也不敢小看任何人。

为什么呢？因为治水泻时拼命止泻止不住，利水才能止住。

大禹当时怎么治水？大禹治水，堵不如疏。所以大禹当时治水，他是把龙门口最狭窄的地方直接凿开了，一凿开来那水直接倾泻入大海，大水就走掉了。不然一泛滥，那周围良田全部被淹得烂如稀泥，好像大便溏泄一样，所以水道通畅百病消。

好！我们再接着看，在这里我会拒绝任何没有准备就来学习的学生，因为没有准备就想学习，这是不可能的。你们连方向都没定好，你究竟要去上海还是北京都不知道，就想坐上老师这趟车，说不定老师这是去外星球的呢，到那里你就后悔了。

所以当时我到民间拜师，我就做好了准备，当时师长也叫我回学校上班吧，回学校医院去干吧，回学校也可以任教。

我当时就做好了"三年没收入，十年没职称"的准备，这十个字很厉害哟。你敢不敢立下"三年没收入，十年没职称"的准备！

我知道年轻的苦不是真苦，年老的苦才是真苦。正因为破釜沉舟，所以收入经常有，正因为那背水一战，所以书籍不断。想要让你们有所成就，就要把你们扔到谷底去。

我看过一个武侠小说，师父要锻炼他的弟子，刚开始是丢到小坑里，让弟子爬出来，后来就丢大坑、丢深坑、丢更深的坑，弟子就练成了飞檐走壁的功夫。所以说，在体能、体魄、意志的修炼上师长对你越狠越好，师父如果不狠就是害了弟子，因为不狠就练不出高强的功夫。

我们当时教训那些孩子，阿姨说这个干得好，你要想疼惜他就啃他肉，什么意思？教孩子就是要疼他的心，要啃他的肉，因为肉啃掉了还会再长。要把他的皮给磨破，反复磨破，最后呢，千磨百炼钝铁终于成了精钢啊！

我路过一片深谷，看到那些香蕉树，每棵都比寻常香蕉要高两米多，而且它结的果实要更长，我奇怪地问能长这么茁壮是不是放了特殊的肥料。村民说那就是普通的树甚至没怎么放肥料。

因为在低谷里头，它必须长得更猛，他不长那么猛，吸收不到阳光，它就生存不下去。生命告诉它，必须要猛长高、猛长大！所以现在我们很多人失败不是因为没条件，而是条件太好，败就败在这里。跟我们之前讲玉兰树要长得高过楼房是一个道理。树尚且如此上进、攀高，我们人怎么能不求上进呢？

地骨皮寒。地骨皮就是枸杞子的根皮。有人脚跟骨疼痛，问我怎么办？我说六味地黄丸加地骨皮。为什么？地骨皮能引入跟骨，威灵仙能够利周身百节之痛。吃了过后，脚底踩石头就不会痛，所以脚跟骨有骨刺，或者有痛，地骨皮可以引到腰脚去。

地骨皮能解肌退热。解除肌肉的蒸蒸发热，所以小孩子肺热咳嗽，桑白皮、地骨皮效果好。地骨皮可以治骨头里的痛，那些热它都可以透出来，解肌退热。

昨天吴拱成老先生的书写成后，送过来拿给我们看，太精彩了，里面宝贝不断，就一个牙痛方可以养活一个药店。而且是凤阳真传的牙痛方，基本上牙痛的，就用这个方子加减变化都有效果，用了不知道几百年，老先生这一辈子不知道用这个方子治了多少牙痛的患者，就是地骨皮、白芷、骨碎补这几味药。

有汗骨蒸。更年期的妇人满身出汗，身体骨头蒸蒸发热，用百合、知母、地骨皮，养阴退热，骨蒸就会解除。

强阴凉血。地骨皮是滋阴药，能够让血凉下来。月经先来多属热，月经姗姗来迟多属寒，所以一般月经先来的要用地骨皮。看一个人，讲话嘴巴的速度很快甚至超过脑袋，像机关枪一样，就会心火旺，行为已经过于激动了，这时就要用到地骨皮。有些人讲话懒洋洋的，讲一句要等好长时间，那就用苍术，除湿健脾。

所以患者一来，他刚一开口，就已经暴露了自己的性格体质了，就已经暴露自己的疾病了，还没切脉我们就知道了。急躁上火的用地骨皮，湿气重懒洋洋的用苍术。老师这样讲是给你们开一个思路，让你一望就知道怎么下药。

流鼻血怎么办？我们碰到一些孩子流鼻血，吃了煎炸烧烤，蹦蹦跳跳的时候，流得很厉害。就用白茅根、芦根、地骨皮、生地黄，这四味药治疗流鼻血效果非常好。

白茅根、芦根能够降肺，地骨皮、生地黄能滋肾养肾，肾水滋过后，身体火气就会凉下来，水能克火，火一凉下来就不会妄行，血就不会乱出。

好！我们再看，我有一个很奇怪的发现，人生就在于跟对人。成长是很奇怪的，跟在余老师身边的王蒋这些人他们是半路学医的，两三年可以出师，可以出书，这让别人很费解。

在普通的医学院学个五年七年出来，你说写一篇论文都还胆战心惊，人家学了三年就可以出书，而且是几家出版社争着要的书，读者很买单很受欢迎。

我就发现我们将来不仅要自己成才，还要造

就有才的人。要像电影界的周星驰之类的人物，医界也要出现这样的人物。有普通的才华的人，在他手中一经指点，立马就名闻天下。

所以造就人才才是我们的目标，成就人才只是我们小小的一个坎而已，不是止步的地方，那只是半路。

现在很多人，一开始就把目标弄错了，他只拼命地想让自己成功，在这个时代，拼命想让自己成功的人，永远成功不了，要想让更多人同时成功，那你就成功了。

当时我跟王蒋一起住的时候，他说：半途学医又要碰到考医师证，还有药房许可证啊，一大堆麻烦！世界上两样证最难：考律师证、医师证，这个太头疼了，怎么办呢？我就跟他讲一句，拼命写书，满腹才，不怕运不来。

你满肚子都是才华，即使躲在深山，都有人把你挖出来。好像金矿一样，不管藏在多么远的地方，甚至沙漠，甚至地底，还是会有人把你掘地三尺挖出来。有才不怕藏，归根结底就一句话，心里头不缺骨气，肚子里头不缺书卷气，那自然身体上不缺运气！

我学医的时候，也是清斋淡饭，而且是攻读诗书，我是这样讲的，我说：穷已彻骨，纵有一分生机，饿死不如读死。学未惬意，仍需百般努力，文通即是运通。当你文化真通了，你的气运全转了，这叫读书能夺命运，能改命运，能掌命运。

因为老师的愿力够高，所以我们跟着老师也跑得够快，有句话叫鸟随鸾凤飞腾远，人学圣贤境界高。鸟跟着鸾凤，可以飞到很远的地方，人跟着圣贤，境界也会越来越高。

木瓜味酸。酸味的木瓜，能够祛足膝肿痛。有一个在电站上班的患者，经常去捕鱼，脚部没力，走都走不动。

我说你以后再去捕鱼，这个病就没得治了，经常跟水湿打在一起，湿肿脚气，怎么办？我给他用鸡鸣散，鸡鸣散里头有木瓜、吴茱萸、紫苏之类的，专门治疗湿气脚肿，效果很好。

霍乱转筋。肚肠里有湿泻吐泻、暑湿干扰的

时候，可以用木瓜。

足膝无力。木瓜还有一个很重要的作用，它跟芍药一配，专门去除足膝抽动、抽痛。我们治疗顽固性足膝抽动症、抽痛症，就用芍药、甘草、木瓜、牛膝。我们去讲课的时候，老奶奶问：我小孙子总是翘二郎腿，还抖腿，怎么办呢？吃药管用，芍药、甘草、木瓜和牛膝，吃下去脚就不抖了。

有一种抖是控制不住的，抖是心动的表现，心静不了，抖的人比较飘、比较燥，没有目标才会抖。有一天我们看到有辆车路过，我一听就知道这辆车是空车。

为什么呢？因为咣当咣当响得太厉害了。一个人呢，如果抖得太厉害，那是没水平的表现。

真正有水平的是意念深沉，言辞安定，艰大独当，不动声色，再困难的事情他都可以独自挡下来。所以挑水要挑满桶水，就不会晃了。所以一个人会抖，那就是因为他没有去任重道远，他没有肩挑重任，孩子一旦有了责任感以后，就不会抖了。

有一天我推车上坡，刚好有一个熟人开着电车迎面过来，说上坡这么辛苦，为什么不搞一辆电车来，电车多快啊。我说是啊，你身体比我快很多。就说你的身体坐在车上的速度，比我快很多，但是我身体的强硬度，已经把你甩了好几条街了。

在这个普遍追求效率的年代，很多人忽视了生命的真谛，那就是活得快不如活得耐，你很快是吗？蟑螂很快，但是不如乌龟很耐！所以我们这时代追求快呀，不是唯一，要追求耐，追求稳，追求长远。

突然间他回过头来，说推车推得脚会酸，他将我一军，我说你坐得气短了。我脚酸无所谓，随后恢复了气更长，你气短就麻烦了。所以一个人常运动一身轻，不运动一身病。

我们再讲威灵仙，威灵仙很精彩。威灵苦温。威灵仙行气通络之力特别厉害，下能祛冷痛腰膝之病，所以它有个美好的名字叫铁脚威灵仙。

以前在少林寺练铁腿功的时候，就要用威灵

仙泡过的酒来洗脚，威灵仙煮水来喝，然后踢脚的速度会快很多。有中药去保驾护航功夫都会练得更棒。威灵仙苦温，可以除腰膝冷痛，我碰到一些老婆婆说脚没力，膝盖弯不下，又是冷又是痛，加进威灵仙腿脚屈伸就会很利索，这叫祛冷痛腰膝之病。

消痰痃癖。鱼骨卡在喉咙，威灵仙加醋，煮水以后喝下去慢慢咽鱼骨就会化掉。骨鲠卡喉一碗醋，灵仙加之力能疏，威灵仙加进去就能疏。

有句药谚叫作威灵加醋煎，一口咽入喉，鲠骨软如绵。痰堵在胸肺部，吞吐不利，你想一下，威灵仙对于骨鲠在咽喉都可以化掉，何况是普通的痰在胸中，痰当然没有骨头那么硬。

痰癖，我们会碰到一些梅核气的患者，咽痛如有痰结，吞吐不利。如果用半夏厚朴汤效果一般，加入威灵仙就有画龙点睛之效。所以胸部、咽部、喉部、胆部、肋部，只要你觉得有梗阻感的，就可以加威灵仙疏通，上通下达。所以胆囊结石加威灵仙的效果也会好。

风湿皆用。威灵仙能够治疗一些风湿痹痛，告诉大家一个跌打丸，这个跌打丸你们掌握了，又可以独当一面了，直接就可以做，叫神应丸。药中有神、有仙的特别厉害，方名能够冠以神仙的也不简单，仙方活命饮，像神应丸，用之有神效。

不管是腰骨痛还是跌打伤，还是气伤闷伤，威灵仙、肉桂心、当归三味药打成粉后蜜炼成丸，带在身边，谁气伤了、打伤了、摔伤了、风湿、关节痛了，就服用它，如果伤得厉害，用酒来送服，微醉后去睡一觉，起来过后酸痛减半。

这三味药中桂心暖心阳，心主血脉。当归能补血，血行风自灭。威灵仙宣风通气，无处不达，所以这三味药又叫周身痹痛三药。周身上下痹痛都管用，这个方子风湿皆可用。

有一个药店的阿叔，他要学药，看完我那些书后说,可惜我太老了,如果早一点碰到你这些书，我就不用在这里开药店了。我说为什么呢？他说他只有一两个方子，比如牙痛方口碑很好。

我说：蚂蚁爬树不怕高，有心学习不怕老。

那蚂蚁爬树不会说树太高了，只会一股脑往上爬。有心学习不怕老，你们知道有哪几种动物能够到达金字塔的巅峰吗？雄鹰可以到达金字塔，蜗牛可以到达。蜗牛跟雄鹰相差十万八千里，连狮子老虎都到达不了的地方，蜗牛可以到达。

所以我觉得，我们这个时代已经是满大街都是聪明人的年代了，不缺聪明人，缺的是蜗牛的韧劲。虽然每一步都很小，但是每一步都离目标更近，有些人虽然每一步都很大，但是他看不到目标，不知道往哪里跑。

所以学医呀，你一定要死命认准一个目标，才能造就人才。能造就人才者天就不能孤，能外其身者天不能病。什么叫外其身？就是不把自己的身体当成自己的，当成大众的，那上天要想你病都难。

能以身任天下后世者，天不能绝。像孔夫子以身任天下后世，天下后世教育大业，他说我要来担当，现在孔门到哪里都受人尊敬。所以不怕高，而怕半途而止。再有财富、聪明才智的人，他如果没有韧性，都不值一瞧。再弱的人，如果他有一个小目标，跟着圣贤走那就不可思议，就会很厉害。

第15课 车前子、地骨皮、木瓜、威灵仙

第16课 牡丹皮、玄参、沙参、丹参

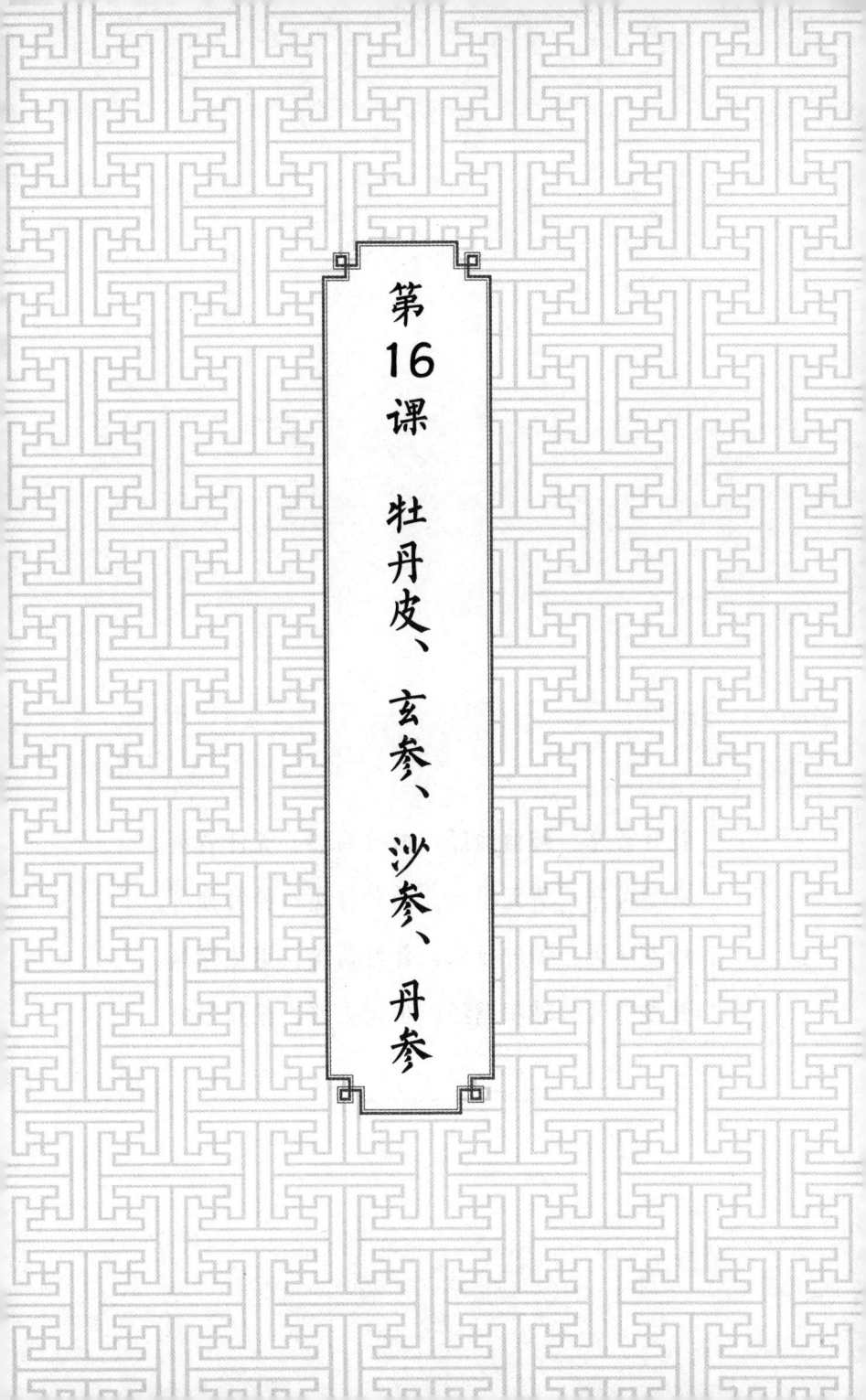

牡丹苦寒，破血通经，血分有热，无汗骨蒸。
玄参苦寒，清无根火，消肿骨蒸，补肾亦可。
沙参味苦，消肿排脓，补肝益肺，退热除风。
丹参味苦，破积调经，生新去恶，祛除带崩。

11月20日

阴

湖心亭公园

我们开始今天《药性歌括四百味》的学习。

昨天爬完30公里山林老路回来,好多人都觉得散架了,今天你们还能够来这里听课不容易。

其实腿脚酸痛是一时的,可是你不学习,带来的酸痛是一辈子的。所以我认为,即使酸痛到两条腿不能走路,爬我也要爬来听课,总不可能难过唐玄奘去西天取经吧,要有这个骨气!

昨天有些孩子们喊腿酸的,要求乘车的,我觉得下次不用来了,这里不是旅游,这里是历练。历练跟旅游最大的不同就是,你只要不死就要坚持走下去,所以历练是"练"字当头,越困难越要去战胜它。而旅游是"享"字当头,越舒适的越想待在那里,享受停留久一点。所以未来我们啊,要多走历练这条路子。

老师曾经讲过，只要用历练的心态去做事，所有的苦境终将变成乐境，如果用旅游的心态去做事，用享受的心态去做事，所有的乐境终将变成苦境。

牡丹皮，牡丹皮苦寒。苦能降火，寒能清热，所以血热出血可以用，它能凉血止血。我们碰到一些严重发热的小孩子，鼻子也会出血，严重的都会皮下出血，就要用到牡丹皮、茜草、紫草，这三味药合用是凉血三药。

牡丹皮能破血通经，破开那些瘀血结节，让月经通开来。上个月有个中学的老师月经两个月没来，因为经常郁闷压力大，加上以前有子宫肌瘤，我用的四逆散加桂枝茯苓丸，两剂药下去，月经就来了。桂枝茯苓丸（桂枝、茯苓、桃仁、赤芍、牡丹皮），里面有牡丹皮，专门用于瘀血月经停闭，或者子宫肌瘤、小积块，严重的可以加点山楂进去效果较好。

血分有热。血分里头有热，阑尾炎、疮痈、

浑身发热都和血分有热相关。汕头有个小伙子，急性阑尾炎。正在犹豫要不要动手术，我说用大黄牡丹汤加红藤、败酱草，每味药都是用到二三十克的大剂量，两剂药下去，腹下就不痛。血分有热，发烧高烧，肠道拥堵，大黄牡丹汤它可以清除那些郁热。

无汗骨蒸。骨头里像蒸包子一样蒸蒸发热，汗又出不来，闭在里面。常用青蒿鳖甲汤，生地黄配牡丹皮。牡丹皮还有一个很厉害的配伍，专治疗妇人生气过后眼珠胀痛或者上火或者咽炎。上次一个妇人跟老公吵架以后咽喉痛，并且她的咽喉痛很容易发作。

我说你发作可能是因为这三种情况，第一熬夜，第二吵架，第三吃煎炸烧烤。她说：对对对，就这三样，她的咽炎发作得厉害，这一次发作是因为跟老公吵架。

我用的丹栀逍遥散，牡丹皮、栀子再加逍遥散。逍遥散疏肝解郁治其本，牡丹皮、栀子清热凉血，治其标，三剂药咽喉肿痛就好了。所以丹栀逍遥散可以治疗咽喉肿痛，但前提是生气上火，关脉郁结，脉又跳得很快的，叫郁火，因郁而化火。

人与人的差别在哪里？绝对不在看得见的肉身，而在看不见的那颗心！身体再差但是躯壳里装着的是一颗美好的心，就像我们去湖子村，可以用破瓦罐来盛山泉水都很好喝，但是你用顶级的金钵银钵，来装脏水都不好喝，来装硫酸会出问题，会被腐蚀。不怕你身体像金钵、银钵那么硬，而怕你用它来装硫酸，那就出问题了。所以决定人身体耐久度的，绝非你本身的躯壳。

我发现有些老阿妈，她一个破碗用了60年都没有碎，但是我看到一些小伙子用瓷碗或者铁筷子都能被他搞断了，都用不了几年。

能决定一个人生命健康的绝对是心性，一个人活到80岁，可能他身体练得很好，但是活过90岁的，基本上都是心态很好，要活100岁的，那可是身心并修的人才可以达到的，不然很难！从这一个特点来看，我们千万不要口出贪嗔痴、污垢水，而要口出戒定慧、智慧水。

玄参苦寒，能够养阴降火。我们治疗小孩子发热以后大便不通，玄参、麦冬、生地黄三味药，一下去大便就通了，既滋阴又补液，还润肠更通便。所以玄参、麦冬、生地黄表面上看它是滋养肺肾之阴，实际上它可以滑润六腑之燥。

我们去观察大自然，溪流饱满的，船只很通畅；当人体的六腑为江海，六腑津液充足的时候大便就会很顺畅。

我碰到一个严重痔疮的患者，他还不忌辛辣，经常吃煎炸烧烤，大便硬，把肛门都撑裂出血。我给他用的是增液汤配合乙字汤，三剂药下去大便就不出血了，到现在都好。所以痔疮出血、大便硬的要用玄参软化大便，因为玄参是带咸味的，咸能软；带苦的，苦能降；带寒的，寒能清；带甘的，甘能补。

清无根火。什么叫无根火？意思是一个人体虚过后，四处都着火，牙齿也会松动。有一个养猪的阿叔，他到50岁左右就开始牙齿松动了，牙齿一松动一不小心满口的牙都要拔掉。

我说松动又痛，这是无根火，因为长期痛、绵绵痛，是虚痛，突然间痛，痛得很剧烈，像电闪雷鸣般的，是实痛，实痛要用泻火，虚痛要靠滋补。

用玄参、骨碎补、白芷、地骨皮这几味药，叫他拿去泡水。一吃下去牙齿松动感和痛感就解除了。我体会到玄参能够养阴液，玄者黑也，专门入肾，补肾水，肾水足则虚火降。

还有一个老爷子80多岁，牙齿松动疼痛，他说买药抓药泡药不方便。就用知柏地黄丸，一服用下去也不痛了，所以无根火用知柏地黄丸。你用药还可以加进玄参、地骨皮、白芷、骨碎补。

消肿骨蒸。玄参也可以消除肿痛、肿胀，我们常碰到脖子里有一粒粒的瘰疬、痰结。有个孩子脖子里头长三四颗，家里说要不要动手术，我说你先吃几剂药看看，用药为四逆散加玄参、贝母、牡蛎、猫爪草。

玄参、贝母、牡蛎就是消瘰丸，能消肿，可以把瘰疬硬结给消掉。吃了十多剂药，咽喉周围的小块块就散掉了。

补肾亦可。玄参能够补肾,有一种咽炎,叫作肾阴虚以后肺水不够,金水不相生。我们常碰到熬夜或者讲课太多了,忘了喝水,阴虚火旺导致咽喉肿痛,四味药奇效,玄参、麦冬、甘草、桔梗各十克,也可以用玄麦甘桔颗粒。

利用甘草、桔梗能够直接清利咽嗝,麦冬滋肺,玄参滋肾,肺肾金水相生,那么虚火就下降。

我们那天割草的时候发现一条白花蛇,太可怕了,大家一下子就跳开了,赶紧远离,我当时想到什么?我想到人要是去除自己贪念的速度,像看到蛇跑得那么快一样,这个人不成圣也会成贤。所以成就很简单,就是要做出快速的反应,特别是贪嗔痴一上身立马斩断,像看到蛇立马跑一样。

有这个勇气与速度啊,那就会不同凡响!了凡先生当时领悟到卦相,里头有个风雷卦,风雷就是易卦,风跟雷组合在一起就是有利。什么事情最有利呢?就是你果断地决策像雷厉风行一样,这对你的身体、心灵、人生、家庭都是最好的。

那天我们去石坑寮讲课的时候，下面有人讨论说，明天如果下大雨，曾老师还会不会去穿越深山老路？有一个了解我的人说：曾老师是什么人？雷厉风行的人，下大雨都会去的，你们不用担心，想去就跟吧。

所以做人要雷厉风行，要么不下决定，要下决定就要坚持到底。养成这种习惯，你很快就会脱颖而出，成为人中龙凤。

还有那天在割草的时候，润雅的大腿被蜂蜇了一下。其实我知道，把那些毒汁挤干净后就会好得很好，我故意不告诉她，让她痛个十天半个月。为什么呢？因为这个就是要拿来讲课的案例，我们没案例的时候要懂得制造案例。

你把蜂针毒针挤出来还不够，还要把周围的血水拼命挤出来，挤得越干净，结疤愈合越快，你挤不干净，十天半个月创口还在痛，愈合不了。为什么呢？因为周围的毒素没有清除干净。

你想一下一个蜂针毒素在你的大腿，就可以

让伤口十天半个月不愈合，一个人拔除嗔恨要像拔除蜂针毒那样，把它挤干净。如果不除净，那么嗔恨心在你的胸中缠绕，吞噬你一生一世，要让你一直痛苦。

什么时候能够看到阳光，什么时候才能够开心。所以拔除我们身体的贪嗔，像拔蜂针那么迫切的时候，不成圣也会成贤。

沙参味甘。沙参甘甘甜甜的，很好吃，沙参顾名思义就是专门治疗咽喉沙哑，肺热燥咳的。我一碰到老师讲课多了干咳、咽喉燥的，我就建议他们用沙参、麦冬泡茶，喝下去第二天咽喉就不燥了，还可以放到雪梨里头去煮，可以润肺、止咳。

记住舌头尖红红的，心火旺的人比较着急，火性人，那就用沙参、麦冬，刚好养水，火性人就是要用水去击火。沙参味甘，甘甜益力生肌肉，能够辅助我们的体力功能。

消肿排脓，沙参可以消除肺痈后期不能排出的痈脓。上次有一个肺部痈肿患者，都已经形成空洞了，我们给他用了沙参、麦冬、鱼腥草、桔梗、甘草加四逆散，吃了以后好多了。

补肝益肺。沙参能够养肝肺的阴液，让肝肺不燥不起火。我给大家讲一个案例，一个消化科的名医，他很擅长用这个方子，我在中医学院里也常会用到的方子。

在南方三种人很多。第一，南方火气大，南方城市熬夜的人很多，火气大以后水就少，所以阴虚火旺的人较多。

第二，南方地处低洼，虚热熏蒸多。

第三，南方跟北方人最大的不同就是，南方人的体形小，一般体形小的人较多，心的量度没有北方那么宽阔。

北方的大草原很开阔，风吹草低见牛羊，还有大平原，北方人心胸比较宽敞。所以南方肝郁气结的比较多，肝气郁结的患者想要好就去大草原生活，立马就好，到一些开阔的平原去生活，心胸就会开阔了。

所以这三样是南方人最常见的。我的老师根

据这个特点就用了一个汤方，专门治疗南方人常见的三个特点。既容易阴虚火旺，又容易生气燥火，还容易湿热，就是用一贯煎。

有一个患者是建筑工地的督工，平时抽烟喝酒也多，犯了急性胃病，不管吃什么药，都没有理想疗效，找到我老师。

我当时跟在老师旁边开方，患者舌尖红，少苔，阴虚火旺证，用一贯煎，沙参、生地黄、麦冬、枸杞子、当归、川楝子，再加一点除湿的茯苓、陈皮、薏苡仁。

只用了这几味药，就把他的胃痛给治好了，这个就是补肝益肺，使虚火降除过后，又能解除肝气克胃的疼痛。

退热除风。沙参能退掉热气，除掉邪风。你们可能会遇到这种情况，一些去大穿越、大运动、大汗或者农忙后，或者到外地出差回来疲劳，或者是发热过后的人，看到东西不想吃，身体又蒸蒸发热。

这些情况你可以煮一个益胃汤，沙参、麦冬、生地黄、玉竹、冰糖，这五味药，叫益胃汤，很有益于胃的康复，还可以治疗萎缩性胃炎，胃阴液不足等证。吃下去胃口就开了，吃东西也甜，而且身体的蒸热会退下来，这叫退热除风。

今天早晨起来，我知道大家有点疲劳，也觉得天气太凉了，太冻了。我为什么能起来？因为我知道，天寒地冻很可怕，但是赖床比天寒地冻更可怕。所以不能赖床，绝对不能赖床，不然一懒就一切懒，你只要早上那个懒动念头一起来，你一整天就废了，一勤一切勤。

你只要早上坚持着起来，那你一整天都会处于勤奋状态。所以我们的对手不在外面，不在你们同行的师兄弟中，而在我们内心的懒根与傲慢。我们要跟它掰手腕，要跟它死磕，死磕你的懒根与傲慢，你的人生迟早会很风光。那些能自己做主，能够独立自主的人，都是战胜懒惰和傲慢的人。

丹参味苦微寒，入心经，能够降心经之火气、火热，能凉血，能通血脉。所以可以祛瘀血，而心血又可以生出来。

丹参味苦微寒，可以治疗一些疮热。

我昨天还碰到一个患者，他到我家里来找我，因为上次他的兄弟姐妹来找我治好了，患者脸上长疮，工作压力大，又熬夜，嘴唇偏乌暗，脸上又长一些暗疮、暗斑，用什么药呢？

用复方丹参片，再配合维C银翘片。用维C银翘片来解表、解毒，用复方丹参片的活血化瘀功能，血活疤自灭，血活疮自去。吃几次后那些疮疤、痘疮、痘印就淡化掉了。

破积调经。丹参可以破掉身体的积滞，可以调经。我们碰到一例严重的月经闭塞的患者，丹参80克，一味药下去，月经就通开来了。

如果你觉得一味药用量太大了，怕药房不敢抓，可以用丹参30克，配点川牛膝、泽泻、泽兰、益母草，都是活血化瘀的，吃下去月经就会通调。所以气滞血瘀月经闭塞，一味丹参饮50～80克，破积调经。

丹参能让新血生出来，排掉恶血。我们常会碰到一些老阿叔干活扭伤了，或者小孩子玩耍打架受伤了，局部有瘀，瘀青瘀肿，重则用三七粉，轻则用丹参粉。

三七比较贵，所以我喜欢用丹参，用一味丹参泡酒，一喝下去，那就是跌打损伤酒，又好喝又有效，价格又不高，这个是简验便廉的好方法。或者打成丹参粉，直接用温开水冲服粉末。

丹参还有治疗胸痹心痛的作用，现在已经出了很好的治疗心绞痛的药，比如丹参滴丸或者复方丹参片，可用于平时预防心烦、心热或心绞痛。

学校附近有一个老阿姨，心口经常痹痛，血压又高，血脂也高，还经常睡不着，因为心一旦堵塞，肯定没法睡好。我说用复方丹参片，吃了几次以后就睡得好了，心也不痹痛了。

驱逐带崩。崩漏带下，血热旺盛的，可以用丹参。其实丹参跟当归、乳香、没药配合在一起，是张锡纯最拿手的灵效活络丹，活络效果很灵。它能够让血络通畅，治疗疮痈肿毒，筋骨疼痛，这几味药有超级特效。

我们上次治疗一个手上长疮，痛得不得了的

患者。我说用四逆散加丹参、当归、乳香、没药，三剂药就治好了。我们还加了石菖蒲，因为诸痛痒疮皆属于心。

你们经常问记忆力差怎么办？学医要记好多东西呀，我说记忆力差只是表面现象，实质是你的心不静。

那天我看到农场的水很清很平静。你看我们农场莲池的水很平静，周围的山、树、花草、蓝天白云通通在池塘里头尽显倒影。有个词语叫静水照大千，静极光通达。光代表智慧之光，静到极处以后你的智慧之光会通达无阻。你静到极处你那大千世界别人体察不到的东西你都能体察。

我觉得学医者更应该是一个禅客，能参禅，能悟道，能够静下心来，能够空山研静。那他就能闻名天下。所以学医要过的一个关"空山研静"。

昨天我们去穿越丛林，不是去旅游的，旅游是没有用的，效果很低很浅。所以说修学、修炼要拿出真修实干的精神,那我说你就能够遇敌制胜,能够碰到困难就把它击破。

好!我们今天就到这里,更多精彩在明天。

第17课 苦参、龙胆草、五加皮、防己

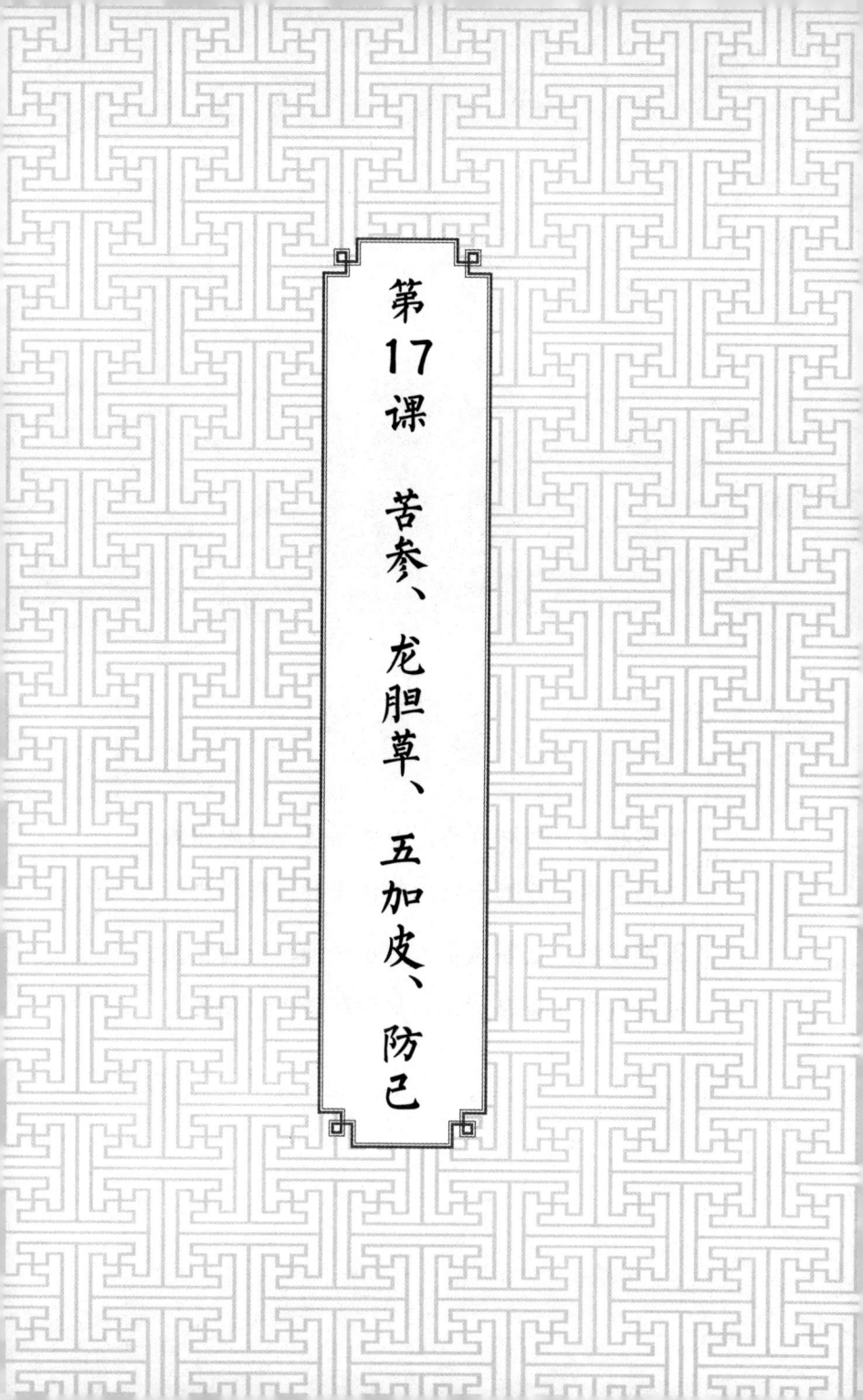

苦参味苦，痈肿疮疥，下血肠风，眉脱赤癞。
龙胆苦寒，疗眼赤疼，下焦湿肿，肝经热烦。
五加皮温，祛痛风痹，健步坚筋，益精止沥。
防己气寒，风湿脚痛，热积膀胱，消痈散肿。

11月21日

晴

湖心亭公园

好,我们开始今天的学习。

每天讲四味药,四平八稳,四通八达。所以学药一定要学扎实。你们不单要听老师讲,回去还要看中药书,了解关于这味药从头到脚怎么用。

从古到今,怎么配伍,你们可以抄满笔记本一页、两页、三页乃至无数页。当时我学一味药,我就抄了好多页笔记,那里面绝大部分还不是老师课堂上讲的,而是课外学的。所以会学习都得在课外用功夫。

鲁迅先生说他的文章就是课外别人喝茶喝咖啡的时间,在那里写成的。星云大师他写《禅悟》的一些小文章也是利用飞机上、轮船上或者餐馆饭馆或者寮房里头这些碎片时间,想到一个小亮点立马写在小纸片上，随后积累在一起，就叫弟子通通整理，所以要善于利用琐碎时间。

我在孔子学堂的时候，看到很多废弃的木材，有些还是平板的，他们准备当柴烧，我说可以拿来做家具，他说废柴只能当柴烧。我说巧匠无弃木，这些不是弃材废柴。我就拿锯子，一锯一拼，做成一张张小矮凳，当时他们烧火正缺矮凳。结果木材变矮凳而且很好用。所以我们要善于去利用一切可用之物，这个是中医，不要以为拿药才是中医，善用一切物品那才是真中医。

苦参味苦。它是很苦的一味药，号称大苦药，苦到什么程度？名列四大苦药之中，苦到你会皱眉，这么苦的药有什么好处呢？它能够降火。

所以口苦到极致，肠胃有湿热，一味苦参10～20克，煮水喝下去，口干苦就会消失，所以不管胆囊炎、胃炎，只要有口苦咽干的症状，一味苦参，苦入心，苦能降火，苦寒清火消炎热。

痈肿疮疥。身体爆疮痛、肿毒、包块，就用苦参、蒲公英煮水治疗。如果是皮肤的瘙痒，苦参也可以用，因为诸痛痒疮皆属于心，苦参清心火则痒痛消。用威灵仙、甘草、石菖蒲、苦参、乌麻、何首乌这六味，药末二钱，酒一碗，浑身瘙痒一时除，治痒六药里面就有苦参。

下血肠风。热毒重，便血，有些痔疮的患者过食辛辣烧烤后，便血很严重，可以用地榆、槐花、苦参三味药治疗便血有特效。

我们治疗过很多例便血，其中有一例痔疮很严重，多发性的，因为便血都快贫血了。我们给他用乙字汤加地榆、槐花、苦参三剂药下去，便血就止住了。

眉脱赤癞。你们见过脱眉症没有？眉毛都会脱下来，一般现在只存在于癌症、肿瘤或者放化疗以后，头发眉毛一起脱落。这属于热毒过盛，苦参可以把那些毒热降下来，降本流末而生万物，这种脱眉症一般是体内比较燥热，有个成语叫火烧眉毛，形容的很贴切。

放化疗以后，毒热也会攻到肝里头，眉毛属肝，所以肝受毒重的时候，眉毛就会不好看。肝怒的眉毛都是往上撇的，心慈的人眉毛都是往下顺，叫长寿眉。

所以眉毛也是有学问的，一个孩子天生是横眉大眼，这个是粗鲁人，天生笔眉秀眼是一个温秀人。这个是象法里头的知识，学了可以辅助中医诊断。

我们治疗一些湿热比较重的荨麻疹，一吹着风或者吃了海鲜就会皮肤瘙痒难耐。有一个方子叫消风散很好用，里面就有苦参。消风散治荨麻疹是中医的一绝，有些顽固的十几年荨麻疹搞不定的，我就会用消风散。

我们再来看一个大自然的道理，溪流的哪个地方鱼最多？不管是上游还是下游，总之就是鱼会藏在水流比较平缓的拐角处，我们客家人叫钱归涩家，意思是钱在节省人的家里，那些鱼会停留在平缓的江面，因为那里能藏身。

所以有人问怎么处理人际关系才能让身边拥有很多人，就像溪流拥有鱼一样，首先要做到性情平缓。

观大自然我们就会明白，有才而性缓者大才也，有志而气平大智也。意思是你有智慧，又不计较，气很平和，这是大智；你有才华，但是又不急躁，那就是大才；又有才华，又急躁，有智慧，还很计较，那这些是小才小志，小聪明会误大事。

所以说不要只修炼自身的读书成绩和聪明度，更要修心胸度量，这是双修！

龙胆草，龙胆苦寒。你听胆字就知道它有多苦，它也是四大苦药之一，四大苦药还有黄连、黄柏、苦参。凡苦寒的药，消炎降火效果好。

我治疗眼珠痛，伴有口苦口干的，用小柴胡加龙胆草，一剂药就好。所以它能疗眼赤痛，肝开窍于目，肝火大，胆火重的就用龙胆草。

下焦湿肿、肝经湿热、阴囊潮湿、体臭很重的属湿热，湿热重就用龙胆泻肝汤。它可以清理下焦湿热，因为肝经下络阴器，阴部周围是肝经循行的部位。所以怒火不单伤肝，在上还可以伤眼，在下可以伤生殖器官。

我们当今不孕不育的，有一大部分是用逍遥

散来治疗的，用疏肝解郁的思路。因为有好多属生殖器为怒火所伤，不要以为火只会往上烧你的眼睛，还会往下烧，所以下焦湿肿我们用龙胆泻肝汤。

肝经热烦。人发火生气吃了煎炸烧烤过后，就会出现一些心烦气热、口苦、口臭，严重的没法睡觉，胸肋部疼烦痛，这时用点龙胆草泡水，喝下去烦热就会解除。

我们碰到一个阿叔，他说近来无事常生闷气，没有事情都莫名其妙要发火，控制不住自己。我说这是肝经热烦，用龙胆草、莲子心，心肝并清，拿来泡茶喝下去，容易发火的症状就解除了。所以你如果近来老是容易发火，可以用这几味药泡水喝。

橘子叶消火都没有这么快，因为橘子叶去的是发火，去火之萌芽，你还能调控呢，平时爱生小气的，但是火已经烧起来了，就要用龙胆草和莲子心降火了。所以说小火的时候你用脚轻轻踩踩可以把它搞定，但是大火就要用这些猛水去火。

好，我们接着学习五加皮这味药，五加皮坚筋骨。

学习之前我们先得讲一下负重穿越的好处。负重穿越有五大好处，人体的骨密度依身体负重程度而调整。

第一，负重能坚筋骨，让你的筋骨变得坚固，这就是那天游湖我让你们把自行车推上山顶去的原因。负重过后，力量就涌出来了，不负重它就不出来，所以体格强悍与否，要看有没有肩担重任的精神。

第二呢，下坡我没让你们刹车，推拉可以壮腰马，你推着自行车下坡，不是骑着，不刹车的时候，你的脚就当作刹车板。腰马平时是练不到的，只有在那种环境可以练到。人聪不聪明，耐不耐久，就看他的腰马。如果一个人的脚步很灵活、很有力，他的寿元就长，叶天士就讲"若人向老，下元先衰"。

一个人老不老，看他两条腿好不好，腿好的话，没那么快老，所以抗衰老要从练好两条腿开始。可以试一下，下坡时自行车都不刹，一个人推着走让车带着你的身体，你的腰马一扎下去立马步就出来了，所以这是推来壮腰马。

第三呢，提升肺活量。当时星云大师一个人天蒙蒙亮就推着大板车去采购，一车东西几百斤要拉上坡，拉到半坡就不敢放了，一放前功尽弃！一拉上顶坡咬牙切齿，赶紧放下来，就会狂呕，好像心肝脾肺肾，都要被拉出来一样，这才叫锻炼，几百斤的板车一个人，要从山脚下拉到山上去，这才是真正魔鬼的锻炼！

但是大师他还说得感恩那个时候的锻炼，因为那个时候的锻炼使得他的肺活量无比强大，一口就可以把《大悲咒》《心经》唱下来。

这就是肺活量大的好处，星云大师八九十岁时在医院检查护士都很惊讶，大师的肺活量比年轻人还好。气门大、肺活量大的人，生命耐久度好。所以中老年人千万不要轻易放掉锄头，干活干到不痛不痒也不喘了，这些都不叫干活，是锻炼肺活量。

第四，你看我们负重推行的时候，人家把自

行车看成是便利的工具，我却把它看成是练身的神器。所以说一件东西要看你怎么用，会用你可以把它变成强壮身体的东西，不会用那只是一个普通的自行车。

第五，自行车一下山后，你说自行车该感激你把他推上推下？还是你该感激自行车？该感激自行车，因为它给你强壮的身体。

很多人忘了这点，以为我们帮病人，病人应该感谢我，其实我们应该感谢病人。像去扫地或者帮忙美容地球，他说：村民应该感谢我，那就麻烦了，我应该感谢这个世界给我们提升的机会，这才是智者的思维。

智者的思维是他帮别人还会感谢别人。愚钝者的思维那是稍微帮一下别人，别人没有感谢他，他就生烦恼了，就会愤怒，所以我们要有智者的思维。

五加皮温。五加皮是温通的，能祛风通痹，告诉大家一种酒，叫五加皮酒，是秋冬最好的补酒，有句话说：宁要五加皮一把，不要金玉满车。

为什么给你金玉满车不要，但是要五加皮一把？因为五加皮同时具备强筋骨、除痛麻、祛风湿、补肝肾等多种功用，所以用五加皮泡出来的酒可以治疗筋骨痹痛。有的老年人平时干活，干完活过后晚上总是恢复不过来，这时可以喝一两杯五加皮酒睡一觉，第二天又恢复原样。所以五加皮酒是祛痛风痹的良药。

　　健步坚筋。比如说那些长跑运动员或者少林寺练功的师父们，他们想让筋骨强大，想要腿脚更会走，就会泡些五加皮酒，用来擦关节，可以让关节变得坚固，可以让腿脚变得灵活，所以练功要配药酒。

　　有一个风湿痹证的散剂非常好，叫五加皮散，比如说你家里有老人，天气一冷关节就痛，五加皮、牛膝和木瓜，三味药打成散放在家里，天气冷的时候，老人吃一点，关节就变得灵活不痛了，会喝酒的再用一点小酒送服，吃下去走路就会更快了。

　　吃完五加皮有一个特点，走路会快很多，可以达到走步如风的感觉，像风那样轻盈。我们以后大穿越、徒步穿越可以配合服用五加皮，腿就没那么容易痛。

益精止沥。五加皮可以补肾精，缓解晚上尿频、尿急，好多中老年人天气一冷晚上要上三四次厕所，小便清长，用覆盆子、五加皮、益智仁几味药就行了，把这几味药煮水吃下去，就能缩尿固精，肾精巩固了，尿频尿急就会减少。

那天我们去冬游的时候，我先到胡子村，我在那里坐着的时候，村民问我是不是一个人走上来的。我说：后面还有一大批人呢，我在这里等他们。

村民说怎么可能走上来，一定是把车子停在半途了，他们不相信，然后他们说山这么陡，而且连环上山，怎么能够走上来。我说因为我话少，我就走上来了，那些话多的还在后头。

有句名言叫：不怕千山万水，只怕你管不住自己那张嘴！所以到后面他们话多的漏气了，一般会走在后面。我当时穿越的时候带一个队，是最有可能走不下去的，结果却是第一个走到。因为我走在前头，不跟任何人说话，所以不怕千山万水，只怕你管不住自己那张嘴。有时候人体能好坏就看他有没有目标，第二个看他能不能约束自己，不能约束，再强悍都没有用。

防己气寒。防己是寒凉的，能利水，能除湿，还能祛风湿。对于风湿脚痛效果很好，有一个蠲痹汤，就专门治疗风湿腰脚痹痛。一味风湿药还能够利尿，只有防己做得到，祛风湿还可以利小便。那些风湿痹痛，小便又黄的，就可以用防己这味药。

消痈散肿。有些人臃肿体肥喝水都会胖，中医叫作阳虚浮肿，湿热积在膀胱小便里，所以风湿脚痛，这时一般要补气然后排湿，补气用黄芪，排湿用防己，所以防己黄芪汤是治疗阳虚、虚人肥胖的特效法。

有个患者将近300斤，浑身都是水，走起来都会水晃水晃的，用防己黄芪汤一个月以后减掉三四十斤水气，所以防己黄芪汤对于阳虚、气虚水肿、浮肿的效果好。防己治疗风湿关节肿痛的时候，常跟羌活、独活、威灵仙连用，祛风湿通经络就会效果好。

但是只配伍祛风湿通经络的药还不够，还要加一些活血的丹参、芍药，因为治风先治血，血行风自灭。还可以配一些藤类药，如鸡血藤、忍冬藤、络石藤，因为藤类药善于沟通人体经络，让你经络通畅，利于把风湿排出去。

我们今天分享到这里，更多精彩在明天。

第18课 地榆、茯神、远志、酸枣仁

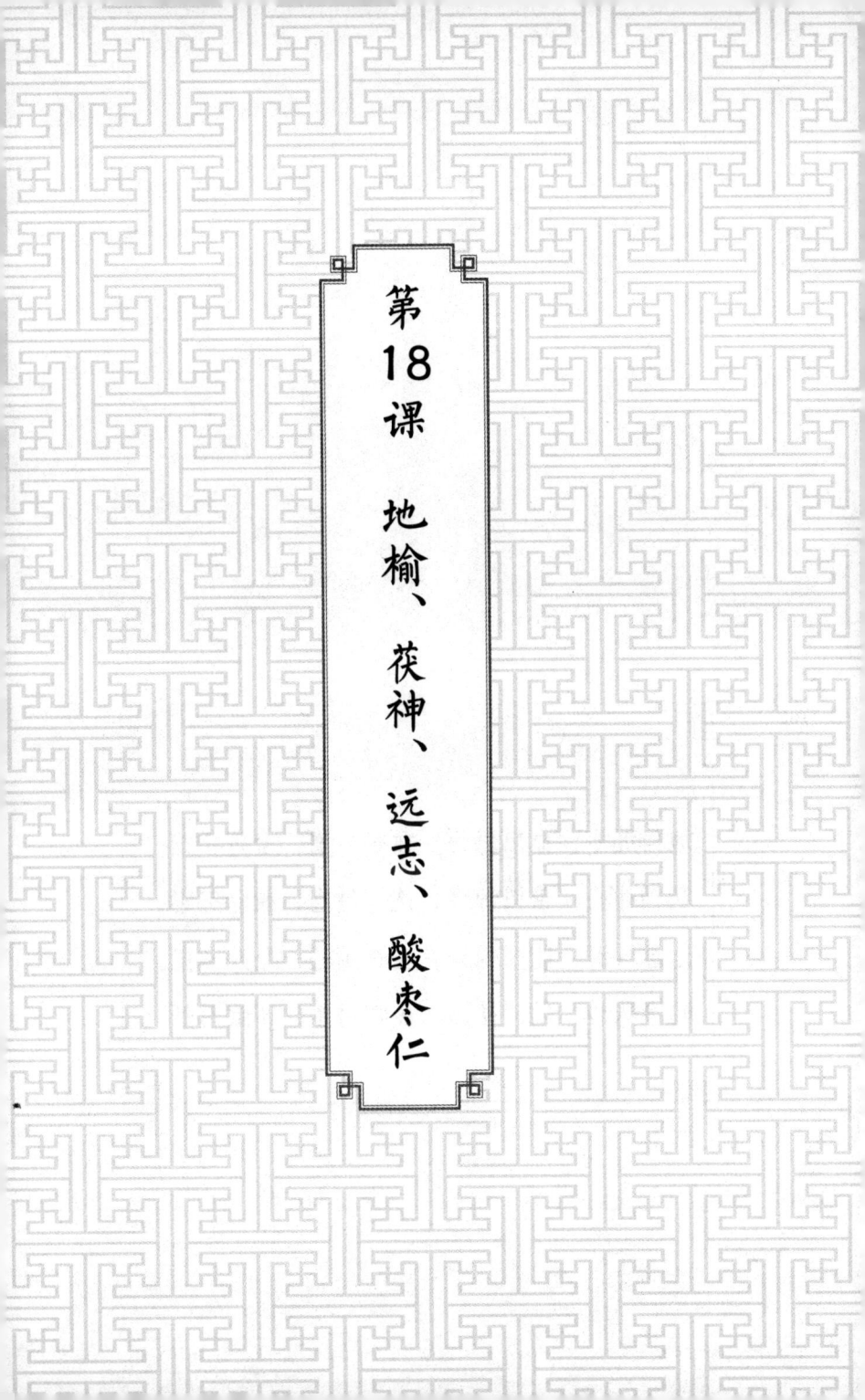

地榆沉寒，血热堪用，血痢带崩，金疮止痛。
茯神补心，善镇惊悸，恍惚健忘，兼除怒恚。
远志气温，能祛惊悸，安神镇心，令人多记。
酸枣味酸，敛汗祛烦，多眠用生，不眠用炒。

11月22日

　　晴

湖心亭公园

　《药性歌括四百味》，四百味药就是我们四百个兄弟姐妹、四百个助手，你学得越好、越透，这些助手帮你越多。

　有些人说中医不行，其实不是不行，是你不会用，不会用的人一般都说这东西不行。我当时学医的时候，有一个小伙子是半路学医，大家都不看好他，连家里人都不认为中途学医能有什么成绩。我跟他讲，唯有自己争气才能改变他人的眼光啊。

　会争气的人就有出息，不争气的人即使根正苗红，堂堂大学出来的也未必有出息！所以人是否有出息，全在于"争气"二字。他把逛街、游玩的时间都挤出来跟诊学习，经过三年的奋斗成功了，出了自己的书籍。所以人不怕半路学，也不怕脑筋笨，怕什么？怕不勤奋。

地榆沉寒。地榆这味药是寒凉的，寒凉清火消炎热，烧伤膏一般都有地榆。如果烧伤、烫伤，就用地榆研成粉跟蜂蜜一起调外敷。如果皮肤疮烂难以愈合，地榆配白及，白及能长肉，专治疗刀伤出血，所以地榆可以作为金疮散。

血热堪用。血热会引起哪些问题呢？痔疮出血、崩漏或者皮肤出血，眼睛血红，这都是血热。只要是血热引起的，我们会选择地榆。像上次痔疮出血的患者，地榆、槐花加乙字汤对于痔疮急性出血一两剂就管用。对于痔疮来说，地榆常与槐花一起配伍使用。

血痢带崩。地榆能收敛止血，用于痢疾或者带下崩漏，这种情况一般地榆要炒炭用，地榆炭收敛止血之功非凡。所以治疗妇人血崩辨证方中加进地榆炭常有奇效！

金疮止痛。假如跌打受伤局部瘀血，就用三七配地榆，一个活血化瘀，一个凉血止血，血热了就乱走中医上叫血热妄行,一清凉了,它就安静,所以地榆起到了凉血止血之功。

我前段时间看到一张图像是一个石雕,只雕完上半身,下半身还没雕,而且石雕是自己拿着刀斧跟锤子来雕琢自己。那里面注着一句话说,改变自己的过程是痛苦的。其实这句话我觉得还不够到位,最到位的一句应该是这一句:与其关注他人,不如雕琢自己!意思是他人有千般的好,你都不如把自己雕琢好。所以不要轻易关注外在,要把自己练得强大。

我们前面举过例子,运动员在发令枪响的时候,不能看亲戚、朋友、粉丝的助阵,看了成绩就会下滑,你只要专注跑好自己的路。所以学医要专注,不要有闲谈的心,就像参加运动会时边跑边讲话一样,那是不会有好成绩的。所以我肯定,不全力以赴的人,绝对没有出息。

别小看割草、锄地这些简单的活,那都得用十分的注意力去应付,闲谈三分钟都不可以有。所以我们有句座右铭:做事需用十分力,闲谈不过三分钟。

茯神补心。茯神可以宁心安神。上次那个患者，晚上睡不好觉，容易惊醒。我说简单啊，茯神再加点人参打成粉，吃下去就好了，所以人参、茯神两味药专门补心安神，它们是绝配。

碰到一些煎药不方便的，也可以打人参茯神粉冲服，凡是夜半容易惊醒就用这个。气一补足，神一安定，就不会有噩梦。

善镇惊悸。茯神善于让心胸中的悸动不安感消失。有个高考的小伙子，平时总是紧张过度，手都会抖，到高考前夕的时候，他妈妈带他来就诊，我用的是安神定志丸。里面加了人参、茯神、石菖蒲之类，专治心气虚、心慌、心悸、头晕等心血不足证，服用了半个月左右没事了，手抖的症状也消失了。

恍惚健忘。中老年人恍恍惚惚容易忘事，转头就忘，脑子不灵光，那是因为心血少。大脑就像是电灯泡，心就像是发电机，发电机一时没供上电，大脑就昏暗无光。

绝大部分老年人健忘不是因为大脑，而是因为心脏，心脏血气不够了，才会恍惚健忘。所以你知道哪种人最容易忘事吗？多头思维的人，什么叫多头思维？一件事情不肯老老实实专心地干，做着这件事，想那件事，坐这山，看那山，不安于当下的人老得很快。

所以老年人失眠健忘是因为大脑供血不足。有个妇人就是这样，她上街买菜走到街上都不记得要买什么东西，回来想起来要买的东西，再去街上又忘了，又不会写字，所以怎么办呢？

我给她开了归脾汤，她忘记时间把药煎坏了，没办法只能吃归脾丸，丸剂也是三天最多记得吃一两次，总是忘了吃药。但是吃了就会好一些，最后坚持吃完十多瓶，健忘的症状就好一些了，煮东西也不会忘记关火了。

归脾丸里有茯神、石菖蒲，可以让脑子灵光，里面有一派补气血开窍的药，所以碰到脑子不灵光了，可以喝茯神茶，能够治恍惚健忘还能除湿。

兼除怒恚。怒恚，恚是愤怒的意思，茯神可

以除掉一些愤怒、忧郁，它怎么除呢？用四逆散加茯神、远志、夜交藤、合欢皮，因为心如果安和，怒火就不会中烧。我观察到，基本上所有容易发怒的人，晚上睡眠都不太好，而且睡眠越差，脾气就越差。睡眠质量与心理疾患息息相关，有些人心态差，脾气不好，只要睡好觉心态就会好很多。没睡好觉，别人轻轻一点火你就立马爆了，一点就着。

有一个叫鞭炮性子的老爷子，家里人说菜煮的不合口味也会拍桌子发怒，一言不合即忿怒相待，这鞭炮性子还血压高，怎么办呢？

我说很简单嘛，就是晚上睡不好觉，脸色潮红潮红的。用四逆散加茯神、牛膝、酸枣仁，这些都是安神引压力下行的药，十多剂药下去，脾气小了，笑脸多了，晚上睡觉也好了。睡好脾气小，睡差脾气大！这句话很重要。

茯神能够蠲除一个人的愤怒情志，那是因为它能安神定志。《大医精诚》讲："凡大医治病，必当安神定志，无欲无求，先发大慈恻隐之心，誓愿普救含灵之苦。"这些很经典的，我当时背《大医精诚》滚瓜烂熟，一字不漏，一句不错，一气呵成，脱口而出。好多人说读书没用，那他没有把书读到骨子里怎么会有用。

那天我们到田里修路，正逢下小雨，路不是我们的，村民说：这条路都不是你们的，修又有什么用呢？我说我修路是不问谁家的田，是自己自受用。一天一身汗，疾病靠边站，半个月不出汗，拼命找药罐。

一个人一天汗出不透彻就在累积一天的疾病，天天汗出透彻天天身体通调舒服。我们自身是需要劳动出汗的，必须领悟到这一点才能领悟到劳动是最尊贵的修行。

远志气温。远志温和，它其实带点苦，苦温的。专门治疗一个人心神不定，远志配石菖蒲能驱惊悸。如果心神严重悸动不安，还要加龙骨、牡蛎，为何呢？因为重能去怯，龙骨、牡蛎这些质重的贝类、矿石类药，就能够缓解心慌的症状。

为什么浮躁的人要多负重前行，人如果容易

焦虑就多负重去锻炼，那就会气沉丹田，你不负重锻炼气就飘到大脑，越走大脑想法越多。所以做到"息必归田"这四个字的方法就是要负重锻炼。

以前人身体好，凭什么？凭着就是十里负重，不用转肩、不用换气、不用歇息，所以他腰脚好，寿年高。有位老先生弟子很多，他凡是外出必须提一个皮箱，这皮箱都不给别人提。弟子很好奇，皮箱里面究竟是什么宝贝竟然不让提？老先生打开来给弟子看，竟然是空箱。

为什么要提空箱？而且皮箱还有一定重量。老先生说君子不重不威。因为他要到国外去讲课，所以他的行装打扮很重要，一条小拐棍加一个皮箱。弟子问老师平时都不带拐棍为什么外出还要带拐棍，他说带拐棍别人就不会撞到我了，很有智慧的行为。

负重就可以练我的脚力，君子不重不威啊。有些人没有威信，就让他去负重，让他去挑重担，让他去拉车推车，把体力体能练出来，当他担当一些责任的时候，讲话都会变得有威力。

我常常把身体比喻成什么？比喻成弓，把读书的智慧比喻成什么？比喻成箭。你想有远大的志向，让箭射得更远，首先弓得足够强韧，如果弓一拉就断，箭造得再尖也射不远，弓箭就是代表我们的心跟身。

远志气温能祛惊悸，失眠、健忘、心悸，就用人参、远志、石菖蒲、茯神这四味药加到辨证方里，中老年人效果很好。

安神镇心。远志能够让神志安宁下来，令人多记，可以让人记性变好。哪个脏腑？肾主志，所以远志能够交通心肾，加强肾的封藏功能。因此呢，肾主骨生髓其华可以上达于脑部，所以脑部会比较灵敏。由于它是入心的药，诸痛痒疮皆属于心，所以单味远志打粉泡酒，专门治疗皮肤疮痈肿毒，效果很不错。

你看我们每本书的封面图都不一样。《伤精病象图》的封面图案是荷花、莲花，寓意是心要像莲一样清静，精就不会动摇。

远志能宁心，心神宁静，肾精精关就不会妄动，所以我们用六味地黄丸加远志石菖蒲可以治疗肾虚遗精。遗精要治心，为什么？因为心动则五脏六腑皆摇！

有些小伙子不健康的影片看多了以后伤精，我们就要给他宁静安神，不一定要固精关，精关再牢固，但是心不静肾就海水泛滥。

再比如说《病因赋》的封面用的是草药的图案，讲的是一些用草药治病的思想。

《杏林访师》用的是竹子，竹子代表虚心，虚心才能访师啊，心不虚是访不了师的。

《醉花窗》用医案，还画了一个古庙，通过在古庙里修行，可以学到医学。

《针客》的封面用的是菊花，菊花代表傲洁的正人君子，寓意必须秉携着菊残犹有傲霜枝的傲骨，像针立在那里有傲骨一样。

《四君子》的封面图案是梅花，梅兰竹菊花中四君子，梅花寓意了君子都是从苦寒中修炼出来的。出版社设计的这些书的封面图案很有意思，很有表法。

上次有个小伙子到田里来干活，他本来有口臭，问我该怎么治，我说先干一下午活，干完以后我闻了一下口不臭了。为什么呢？一个人其实体臭重就是出汗少，好像本来一条要丢弃的脏抹布，你就拿起来拼命地刷洗，反复洗，结果要洗的东西洗干净了，抹布也干净了。

所以干净了周围，干净了他人，实际也是干净了自己。这是旧抹布变新抹布秘诀，就是要劳动出汗。

枣仁味酸，所以它号称酸枣仁，酸枣仁这味药很好，专治心慌心跳、出虚汗。上次有个患者出虚汗很严重，他走快一点汗就往背上飙、往额头上出，吃饭时吃多一点都冒汗，心慌心悸，心神不安，晚上睡觉翻来覆去难以睡着。虚劳虚烦不得眠，酸枣仁汤主之。

劳累过后，汗更多，所以要用酸枣仁汤加甘麦大枣汤，可以把他的汗水收住。这两个经方的联合，治疗更年期妇人心烦心躁、出汗多，几剂药下去基本上汗就收住了，所以它能敛汗祛烦，可以把汗水敛起来，驱逐身体的烦恼。

有些读书人晚上常常熬夜，熬夜习惯以后会造成失眠，难以入睡，而且容易上火。上火不是因为火大，而是津液亏少。可以用天王补心丹，一派养阴滋阴的药，火就会平下来。

我治疗过一例极严重的口腔溃疡，他从高考前一个月到高考后一个月口腔溃疡都没有愈合，我说去买三盒天王补心丹来，一次按照分量的双倍来吃，之前睡在床上翻来覆去难以睡着，服药后一睡就着。几瓶吃完以后，口腔溃疡全部好了，所以口腔溃疡要治心。诸痛痒疮，皆属于心。心不躁，皮肉就不会痛。

多眠用生，不眠用炒。一般酸枣仁有生用和炒用的区别，生的能让多睡的人醒过来，炒熟了能让睡不着的人睡得很熟，但是不管是生用还是熟用，都能让你睡得舒服。

告诉大家酸枣仁是治疗贫血很好的药物，我们上次治疗一例贫血的患者，她昨天来复诊说好多了，走路也有力气了，讲话也不会觉得厌烦、不想说，因为血气足了。手得血则能够握，目得血则能视，口得血能讲。我们给她用的是四物汤加酸枣仁，再加四君子就是八珍汤，合起来加酸枣仁、鸡血藤、黄芪这些补益气血。

为什么补益气血要加安神药，因为人睡眠的时候才开始造血，而且造得很好，叫作人卧则血归于肝，而精藏于肾。所以贫治血的时候要记得加酸枣仁安神助眠。

那天润雅被蜂叮了，可以做案例让我们学到一些道理。我一看她被叮了就拼命去拔草药，那着急的样子很好看。怎么好看呢？拼命想要找药的那股劲好看！你欲除病人疾患就像你自己手被刀割到，或者被蜂蜇到，当你获得这股劲的时候，你已经在名医榜上有名了。

一份迫切想解除疾苦的心，比一车的医书都珍贵，这句话很重要。就说你很迫切想解除病患的疾苦就像解除你身体疾苦那样，这时你读一本书可能比别人读一图书馆书还管用。

当时余老师早上看病，下午讲课，晚上还要

读书。今天一个癌症的病人过来，晚上他就拼命地去摸索思路，先给他辨证开方，再看看能不能把方开得更完美，下次复诊的时候，效果更好。经常翻书翻到两三点。为什么如此辛苦呢？因为要视病患如己出！看病人的疾苦好像自己的苦。

有首对联讲得好：修己以敬，杏林先辈乃吾师；视民如伤，病苦苍生皆吾子。你们如果懂得这首对联，学医成就就会绰绰有余。

修己以敬，就是说要非常的恭敬，恭敬的表现是什么？杏林前辈乃吾师。杏林的这些前辈啊，都是我老师。如果你认为这个老师你很佩服，那个老师不好，那么你永远都学不好。

你看叶天士师从十七个师，没有说过任何一个老师的坏话，当一个人说老师坏话，他已经伟大不了了。所以这句话是很重要的。

很多人想不通，视民如伤就是说视这些患者就像你自己受伤一样。病苦苍生皆吾子，你想一下，有个患者抱着孩子很焦虑地来，她平时都是日晒三竿都不醒，但孩子一有病了，她就比谁都急。

所以说以这种心态去看患者，你的境界就提升得很快。你到老师这里学一担书都没有用，但是你学到治病时迫切、勇猛的态度，那你就大义终身。

单纯的割草锄地就不一样了，你必须仁智勇三修！普通人认为割草锄地就是割草锄地，但是老师认为那是练仁智勇。割草不是为了自己，是为了让这片荒凉的土地更美好，这是仁。

割草的时候用十分力，干活不留力，这是勇士所为，他能冲锋陷阵，困难挡他不了，被刺伤了，还继续奋战到底，所以军功就属于他。

割草首先要把镰刀磨利，不要钝刀老是在那里割草，钝刀割草，那不叫割草，那叫锯。锯来锯去一把草锯了好久都没有效果，这叫不智。把刀磨利以后，再看别人多学习别人怎么割，那个手法很重要，不然盲目有勇而无智，那叫武夫莽夫。

有勇又有智那就不一样，像昨天我们铲土的时候，这条铲不够利，然后你找另外一条锋利的铲，这叫智，一直用钝的铲，在那里磨铲，就是不够有智。

一个小行为可以仁智勇三修,天底下教什么呢?就教仁智勇,没有其他的。老师为什么每讲一味药都必须辅助一些心得、智慧、做人的道理,因为人成即医成,人做不成了,不管你学多久,都成不了!

好,今天就到这里,更多精彩在明天。

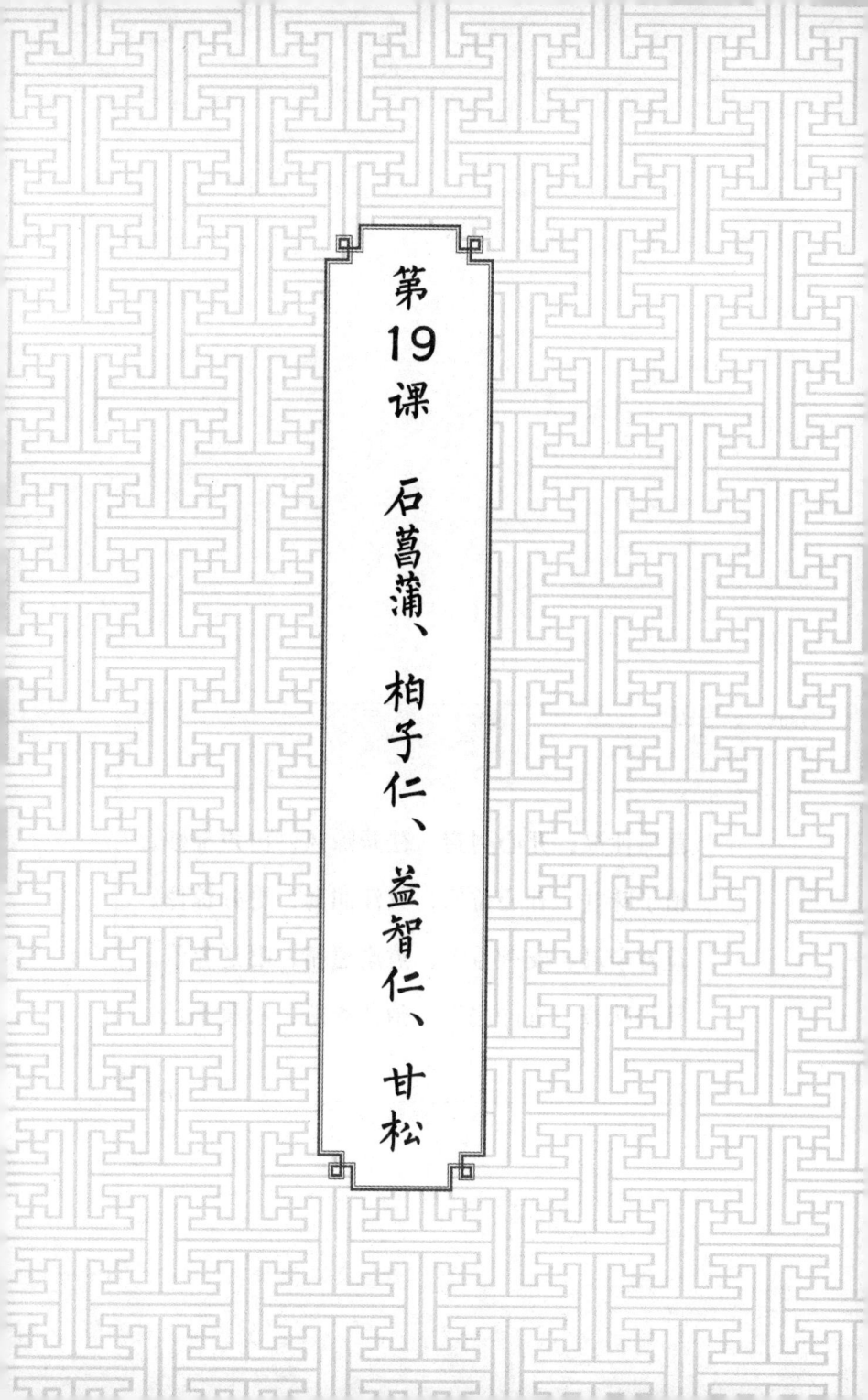

第19课 石菖蒲、柏子仁、益智仁、甘松

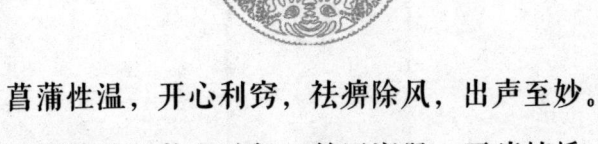

菖蒲性温，开心利窍，祛痹除风，出声至妙。
柏子味甘，补心益气，敛汗润肠，更疗惊悸。
益智辛温，安神益气，遗溺遗精，呕逆皆治。
甘松味香，善除恶气，治体香肌，心腹痛已。

11月23日

晴

湖心亭公园

好！《药性歌括四百味》的讲解，今天看看是哪四味？

我碰到一件事，上次我们去讲课的时候，车子已经到了，金宝还打电话叫人，当来又不来，当断不断，反受其乱。那里是一车人在等，一车人的时间，耽搁不起。

中央电视台的记者要去采访王健林王总，时间已经定好了，王总也按时到了，但是已经过了三分钟了还不见记者来，王总立马开车就走。记者采访他，迟到了三分钟王总就走了。这是什么？这不是要大牌，是惜时惜秒如金，不单是如金，是如命。

人家大把金子，但是人家的命是很珍惜的。

所以不能浪费他人的时间。如果谁浪费你的时间，谁就是你的敌人，严重来说是仇人。为什么这样讲？因为鲁迅先生说，无端地浪费他人的时间，无异于谋财害命。

对时间观还没有一个严格、认真的态度之前，都不可能学好东西，今天别人叫一下你就去，明天周围影响一下你就不读书，你不可能把书读好。所以说真正珍惜时间的人是按秒计算时间的，而不是论时论天论月论年的，是论秒的。

这么说王总的涵养算好了，等了你三分钟不见人，正常的话是等一秒钟，不见人都走人。能做成大事的人都具备非常守时的品质。当你不守时了，不是因为天冷，不是因为雨大，不是因为风凉，而是因为你没有志向，有志向你就会很守时。

菖蒲性温。石菖蒲是非常温暖的，能温通心脉，所以它能开心利窍。有句话叫菖蒲郁金不开心，这对药是专治不开心的。丹参菖蒲痛痒灵，丹参配石菖蒲对于局部又痛又痒就很灵验。

我们常会碰到一些抑郁的患者，总是不开心，晚上睡不好觉，生气过后彻夜难眠。可以用四逆散加石菖蒲、郁金，一吃下去气解了，觉也好睡了，所以这叫开心利窍。

祛痹除风。我们碰到过一例非常严重的中老年人关节痹痛，又患有支气管、哮喘，咳痰很多，晚上咳痰一碗一碗的。我说肺主治节，关节方面的也有停痰留饮，用小青龙汤加丹参、石菖蒲、威灵仙，石菖蒲能够祛痹除风，丹参活血，血活风自灭，威灵仙宣通十二经络。几剂药下去，痰饮少了，关节痹痛轻了，所以这是石菖蒲去痹除风。

出声至妙。它能够开咽喉，利咽开音。有些人感冒以后话都讲不出来，就要用石菖蒲配桔梗加到辨证方中去立马讲话就清爽了！咽喉属于比较大的孔窍，毛孔的是小窍。石菖蒲不管大窍小窍九窍都能开。我碰到一例感冒痰多的患者，咽喉讲话不清晰，我就用二陈汤加石菖蒲、桔梗、四逆散不到十味药吃下去，第二天咽喉讲话就没事了，不会沙哑痰阻。四逆散行气，二陈汤化痰，石菖蒲、桔梗开咽利音，有利于声音讲话。

以后碰到一些狂躁的患者，要想到怪病多由痰作祟，痰作怪就会得狂躁，甚至癫痫。

上半年义诊的时候碰到一个癫痫患者，一个月发作一次，吃了我们的药几个月都没发作。给他用的就是涤痰汤。因为他平时咳吐很多的痰，涤痰汤就是二陈汤加枳实、竹茹，就是温胆汤，再加石菖蒲、胆南星。石菖蒲能够治疗痰迷心窍导致的癫痫、癫狂或者神志不清。

石菖蒲还有一个很重要的作用就是治疗老年痴呆。石菖蒲能开窍让脑子变灵光。所以我们会用人参、石菖蒲、茯苓、麦冬泡茶治疗中老年人痴呆健忘，精神恍惚不足。

那天邻居拆房子准备新建，有一些几十年的古旧桌椅，他说要当柴烧。我说放在那里作为看病诊台或者用来读书是一流的，我把桌椅搬过来放在金宝那里。

他们说这么旧的桌椅，有什么用呢？我说桌椅何妨陋，奇书不厌多。意思是一个读书人不要害怕自己的衣着、桌椅比别人的简陋，只要你的知识，你的奇书比别人多就行了。所以唯德学，唯才艺，不如人，当自励，你的才华不如人了要羞愧！若衣服，若饮食，不如人，勿生戚，你的衣服饮食比不过人不用担心。只要你才华能比得过人迟早都赢在最后的。

上次有患者问曾老师你为什么不收红包呢，这个钱可以帮助更多人。我说，不一定用钱才能帮到更多人，真正帮到人的是给人以希望、勇气和目标，而不是金钱多少，慈善不是金钱。一个人快乐幸福不是拥有多少，而是他能放下多少。这点是非常重要的，所以一下子就把助人当作是钱的问题，那就是商人的行为。

柏子味甘。柏子仁非常甘甜，能益力生肌肉，甘香甘香，凡仁类药带点香味，嚼着嚼着就香喷喷的。所以它能够甘甜益力，而凡仁皆润，又能润肠通便。所以柏子仁有两大效果：一可以补心益气，二可以润肠通便。

补心益气的柏子仁就在天王补心丹里，大地村有一个阿叔七十多岁，他以前经常心慌心悸，舌苔少，舌尖红，一派阴虚火旺的症状。

给他用天王补心丹一个月以后，他就能骑着自行车上街买菜了，以前不敢骑车，现在能了，就是因为服用完天王补心丹后每天都能睡好觉。补心益气后心慌心跳的感觉就消失了，不然的话都不敢到闹市来，现在可以骑自行车。

敛汗润肠。柏子仁能够敛汗，还能润肠通便。肠道干燥的也可以用它。有些中老年人排大便好像车子没点油一样，很干涩排不出来。直接用五仁丸，凡仁皆润。

五仁有哪五仁？桃李松柏杏。你们记住，"桃李"是桃李满天下的桃李。松柏呢？是松柏延年的松柏。杏呢，杏仁，杏林春暖，就全记住了！桃是桃仁，李是郁李仁，松子仁、柏子仁加上杏仁，把这五种仁打成粉蜜炼成丸，可以治疗老年人排便干涩、困难。所以这叫五仁丸，能润肠通便。

柏子仁还可以敛汗。一些汗症的患者经常会心慌心跳，为何？因为汗为心之液，出汗就会耗心血。正常出汗的话就是代谢。如果大汗淋漓不尽，那就会伤心血。这种情况可以用生脉饮加柏子仁、酸枣仁,吃下去汗水就会收一收。

更年期妇人,莫名其妙出一阵汗,而且觉得心慌心跳很厉害的,可以用生脉饮加百合、知母,再加酸枣仁、柏子仁,晚上就能睡好觉,汗出就不那么严重了。

更疗惊悸。柏子仁能治疗惊悸,心惊胆战,容易心慌。有些人晚上做噩梦会梦到一些鬼怪、过世的亲人等乱七八糟的,用桂枝汤加酸枣仁、柏子仁、人参这几味药一下去他就心安了,晚上就没有这些乱梦怪梦了。所以心缺血的时候,梦都是恐惧可怕的,心血旺的时候,梦是吉祥、安宁的。

那天我们到刺树林里去穿越,发现有些地方要弯下去才能通过,有些是闪过一边去才能通过。我就感慨有时碰到很多挫折险阻,不一定要外在改变,只要改变你身体的上下左右就能钻过去了,像水不一定要改变石头,只要改变水的路子。

我们母亲河有两大表法,黄河第一大表法就

是志在海，所以不管有千难万阻，它都能够绕出去，这是它第一大表法。第二大表法，千百年来一直奔腾不息，没有间断。有人说做好事很难，我说做好事是最容易的，难的是奔腾不息一辈子做好事，这个是最难的。

一个人究竟算不算人才，跟资质没有半分关系，跟毅力关系很大。雄鹰它可以飞上金字塔尖，你发现金字塔尖还有蜗牛，所以即使你缓慢如蜗牛，你照样可以达到雄鹰般的高度。

成才跟资质关系不大，跟毅力关系很大。所以我不怕资质差、进步慢的人，就怕停止不前的人或者方向不明确的人，这个是很可怕的。

我在余老师那里学习的时候，有一个小伙子去学医，在药房一熬药就是半年，经常郁闷，觉得自己资质浅薄，进步没有师兄弟那么快。

我跟他讲两句话，我说宁可慢，不可站。即使你很慢，但是你没有站住，迟早能够达到志向。宁可慢，不可乱。你慢了但是你很安稳不会乱，你也能把事情做得很漂亮。

你不站就能够达到目标，既能达到目标，又能把事情做得漂亮，最后别人都会输给你。果然，后来他因为事情做得细腻，医院都想聘请他。所以他说：师兄太感谢你，这句话我把它奉为终身座右铭。在哪本书我都会写上，这两句话很管用。

益智仁，益智辛温。你听它名字就知道它有益于人体的智力。

安神益气。它能够安你的神智，孩子晚上容易哭闹叫，益智仁煮一点点水吃下去，神智就会安下来的，益智仁是有利于智力又可以安神益气的，让孩子不会害怕。

有一些孩子没办法要去参加一些葬礼之类的活动，父母带去的热闹场面或者到山底下之类的地方再回来，孩子就哭闹一周都好不了，很躁。

有人说这是邪气上身，其实就是孩子的心气不够，受到外界影响就动摇了，给他服用一点益智仁或者加点人参粉，这些哭闹叫的症状就消了，因为益智仁能安神益气，一个人神安了、气足了就不会闹了。

遗溺遗精。许多中老年人憋尿憋不住，夜尿很频繁。小便频数，有两味特效药，乌药、益智仁，这个叫缩泉丸，能帮助膀胱固小便。

我碰到小孩子遗尿的基本上会用到乌药、益智仁、牛大力、五指毛桃、金樱子这五味药，十个来的话八九个都能治好。所以这是十拿九稳方，遗溺遗精用到它。

呕逆皆治。因为益智仁是温的，所以能治吃凉果生冷食物后的呕逆，这种病人老觉得嘴巴淡淡的，东西想呕出来，就用益智仁再加点生姜，两个一起煮水喝下去，呕逆就下去了，那胃里头就变暖了。

那天有一个阿叔，他吃了凉的苹果以后，肚子闷胀还排便困难，可惜找不到益智仁，直接用姜也行，因为姜乃呕家圣药。两块姜直接嚼了，他说太辣了，我说越辣越好，辛能行气，辛能通，吃下去一小时以后，一排气肚子就不胀了，不然得撑胀一整天。益智仁和生姜两味药都可以治疗虚寒呕逆。

我们现在已经出油甘（牛柑果）了，油甘很受欢迎，一斤卖到七八块钱，橄榄贵的时候一斤卖了二十多块钱，橄榄、油甘还有茶为什么那么受人欢迎？因为它喝完以后口会回甘、会甘甜，橄榄甜从酸涩生，梅花香自苦寒来。

没有经历一些苦难、波折的人是不会成长的。幸福是你必须经过辛苦，人这一辈子受多少苦就享多少福，这是定的，这叫阴阳。所以说不敢吃苦不肯吃苦的人无福可享。

好多厌食、挑食的孩子都吃不下，他没有去受苦，没有去习劳。有句话你们可以作为终身座右铭，身体要劳动，心要想群众。心想群众就会利他，身体劳动筋脉就会好。这也是做生意、做人乃至做学问成功的不二之法。

哪个人能做成功，他肯定这方面都照顾到了。有些人心想群众，但是没有劳动，即使很受群众欢迎，也不会长寿。有些人身体劳动了，但是心没有想群众，身体虽好，但是人际关系差。如果这两个你都兼顾了，就会生意又旺身体又好。

上次有学生问：老师您看这么多患者不累吗？我有不累的方法，看患者多或者写作时间长，或者干活多我不累的方法，就是《增广贤文》中的一句话：事来不与竞，事去心清凉。以前老人家说过，学会《增广》会说话，学会《幼学》走天下。

《增广贤文》和《幼学琼林》这两部书，一定要好好学，你只要读好了就很会说话。患者找你看病，你不要跟他较量，看完了就过去了，心就清凉了。

甘松味香。甘松这味药是专治疗胃病的，很好用。它温香行气。凡是芳香的药有两大作用，第一，芳香能辟恶臭，能辟浊。

甘松善除恶气，什么叫恶气？口臭，口气很重。以前皇帝要见臣子，臣子上朝第一件事情就是赶紧偷偷到拐角里头，嚼些甘松、益智仁、薄荷、佩兰这些辛香草药，然后强行吞下去，上朝讲话就不会有臭气熏出来。不然让皇上闻到了，那可不是小事情。

中药里有很多可以芳香辟恶臭的药。上次我

们碰到一个口臭很严重的人，他坐在这里一开口，周围人全部被臭到。

我说这是肠腑不降，给他用了大黄、甘草、薄荷、石菖蒲、佩兰、藿香一派芳香辟恶臭的中药，吃完以后口臭就没了。甘松是温的，所以它除的是寒恶气，而大黄性寒，可以除热恶气。

浴体香肌。这个是妇人最喜欢的一个功效，女孩子都喜欢。甘松治疗身体一些臭气，还可以让肌肤变得芳香，所谓香肌。

所以胃口不好或者吃多以后，身体有臭气怎么办？用甘松一味药煎汤来洗澡可以香身。以前皇帝的妃子都有一些洗澡的汤药，甘松就是其中一品，很好的。

心腹痛已。我们刚才讲甘松芳香药第二大功效是芳香定痛，吃了芳香药你的痛会减轻。

那天有肚子痛的患者，几片香叶嚼下去就不痛了。有人吃东西会胸满，嚼几片紫苏叶下去也不满了。吃东西胃胀的，用甘松打成粉冲服吃下去就不胀了。所以心腹痛可已,已就是完毕的意思，心腹痛它都可以让它终止，甘松它是心腹冷痛的终结者。

我们看有些患者脚气很重、很臭，腿脚沉重或者走路以后腿脚酸沉肿胀，就用甘松汤，甘松、藁本、荷叶。甘松能健中焦脾胃，藁本能够升阳除湿，上达巅顶，草木中能达最高地步的是藁本，荷叶能除湿利小便排浊。所以湿脚气就这三味药。藁本升，荷叶能够除湿，甘松能健脾。

好！今天我们分享到这里，更多精彩在明天。

第20课 小茴香、大茴香、干姜、附子

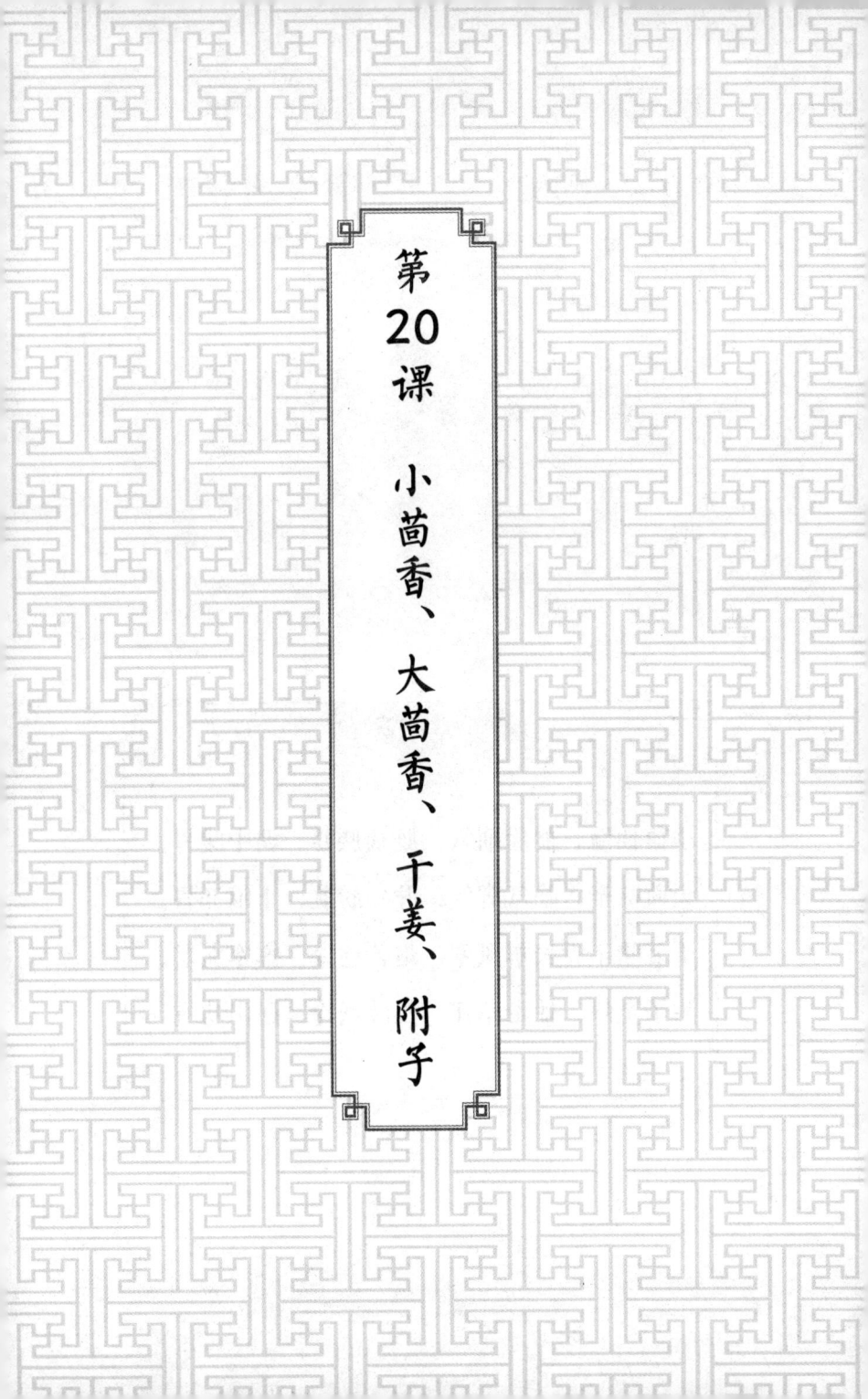

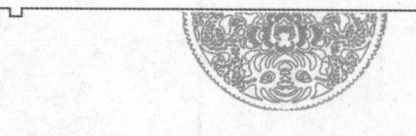

小茴性温，能除疝气，腹痛腰疼，调中暖胃。
大茴味辛，疝气脚气，肿痛膀胱，止呕开胃。
干姜味辛，表解风寒，炮苦逐冷，虚寒尤堪。
附子辛热，性走不守，四肢厥冷，回阳功有。

11月24日

晴

湖心亭公园

我们开始学习《药性歌括四百味》，今天又是哪四味？

其实我们每天早上讲这四味药都不简单。我昨天看了《本草中国》，里面有一句话很经典：相遇者众，相知者寡。每天你见到的人或者见到的事物很多，但是你真正知心的很少。

包括药也一样，可能学完四百味，但是你没有一味药学到心里，那等于白学。就像见了四百个人，但是没有一个是真心朋友，你说天下都是你朋友，但是没有一个是你知道他的心的，所以学药要学到药的心。

我们看小茴香，小茴性温，茴香是最温暖的，而且是香的，它是能够温暖人体的小肚子，也可以当调料。是一味可以作为调料，又可以行气温中的药品。

能除疝气。小儿老人疝气或者睾丸痛、小腹痛效果都好。小茴香是腹部疼痛的引经药，有句话叫腹痛小茴香，腰痛杜仲良，杜仲是腰部的引经药，茴香是肚腹的引经药。

有一个女孩肚子痛，检查的结果是盆腔积液。怎么办呢？用小茴香30克煮成浓汤，一次性喝下去，连续调了三五天以后，盆腔积液都化掉了。

小茴香可以化掉肚腹里头的积液积水，我就想为何有这个效果？积液积水最怕什么？一怕阳光，二怕风，所以地板上有一潭积水，在通风口处一下就干了，所以叫风干。在阳光底下一晒就干了，叫晒干。

而小茴香是温的，温的就像太阳一样温暖，可以晒干积液，寒凉的食物放点茴香进去就温了。小茴香还能芳香行气，是行气药，气行则水行，气滞则水停。气机一行，水液就通了，气一滞塞，水液就停在那里不肯走了。

腹痛腰疼。腰腹冷痛都可以用小茴香，严重痛经的，就用少腹逐瘀汤，小茴香配肉桂、干姜。现在很多妇人吹空调，又吃凉饮，而且不运动，就会体寒。肚子容易冷痛，用小茴香、肉桂、干姜各十克左右浓煎成水，痛经最厉害的时候，一喝下去就通了。所以这是温通。

因为气血遇寒则凝，得温则行，这是《黄帝内经》讲的，但凡气血碰到寒冷的时候它就会凝滞，不通则痛，痛就是通道不通。你们说痛症是冬天多还是夏天多？冬天多。所以疼痛病在冬天冷的时候或者进食生冷就严重。

昨天我狠狠地批评了金宝一顿，我说这一点你不如润雅，润雅她对阿贤来了很平淡，姑娘来了也是很平淡。但是金宝就有点不同，阿贤来了就很热情送菜，姑娘来了就很冷冰，这是心态不平静。我昨天讲了一句话，我说你的品质、气质已经跟不上你的文章了，这是很不吉祥的征兆。

当一个人的人品跟不上他的文品的时候，灾难就来了，问题就出现了。不能够只提高文品而不提高人品。

所以我昨天，就故意跟你们讲，我说我以后叫你们"喂"，你们同意吗？人都是有姓名的，所以金宝，你说你是学传统文化的，见过几次面你连人家姓名都不知道，但是阿贤来几次你就知道了，这是心不平静，文章就写不出平静。要么一视同仁，要么全部都热情对待，这都是好的品质，不能对小伙太热情，对姑娘太冷冰。

调中暖胃。小茴香可以调中，人们做汤料都加一些小茴香，吃了能开胃啊，而且吃了不容易阻气。四川的麻辣烫还有火锅料底料都有小茴香，人吃了那些食物就不会滞塞在肚腹，因为小茴香能够行气。

上次有一个患者，他吃了隔夜的酒肉以后肚子痛，问该怎么办？我说你家里有八角、小茴香、生姜吗？这都是厨房有的，可以用八角、小茴香、生姜煮水兑点糖喝下去。甘甜能缓急，辛香能定痛，又甜又辣的，吃一碗下去就好了，第二碗都不用喝了。

吃东西吃多了，吃撑了，吃胀了，可以用辛香的草药，行气消食。肉制品里为何要放一些香料？不单是吸引人胃口，也是为了吃后容易消化。但是最容易消化的方法不是吃多后再去吃药帮助消化，而是不能吃撑，这才是上乘的消化法！

　　茴香能暖胃。胃寒证，什么叫胃寒证？口中会泛清水，吃东西不消化，吃冷的就胃痛，这些都是胃寒证的表现。可以用小茴香、陈皮、生姜、大枣煮水喝，不用花什么钱，几次之后就会有缓解。安中又暖胃。

　　我昨天看《本草中国》感触很大，都可以拍成武侠片了，这种上等制作的中药影片可以传播到世界去。

　　那里面讲到老药工数代的传承，对药品是精益求精，几寸的白芍药，要切出数百片。而且槟榔叫作百片槟榔，一个槟榔要切出一百片来。记者采访的时候，他说不一定说切越多药效越好，这是工匠对技术的一种极致追求，那种细心、耐心跟毅力可以成就一个工匠。

有人说中国工匠精神不够，我告诉你，中国的工匠精神太厉害了，有些工匠他们几代人都在做同一件事，在中药世界里头也有。

同仁堂为什么能够传承几百年？这不一定是因为皇帝的钦点，皇帝钦点的药房太多了，也不一定是因为这个名字起得好，是因为它的原则、它的宗旨、它的文化。同仁堂有一条制药的戒律堪称铁律，谁都不可以改的，炮制虽繁，不敢省人工，采办虽贵，不敢节药力。

就说买药虽然是贵，但不敢用次的来取代它，一分都不能差，就要这么严密、严格。人们为什么喜欢百年老字号，因为他们是有原则的。最有原则的药房可以流芳百世，有原则的人可以善始善终。

所以做人要做有原则的人，做药要做有原则的药。我即使把秘方验方告诉你，但是你没有学到我的原则，照样白学了。像小偷一样虽然偷到钱，但是他不会挣钱，终身都免不了偷东西的坏习气。

同仁堂不以价贵而省药力，不以工序烦而省

人工的精神，造出了极品药。老药工都知道，为了把药的品质做出来，要付出很大代价，但是这个代价是值得的！

但是你如果不付出这些代价，丢掉品质，将来付出的代价更大。为了品质，你付出代价很大，如果丢掉品质，品牌就会倒塌，从此你就什么都得不到。所以每天我一起来，我就想天冷了，要出门了，睡懒觉了更可怕，你不仅担耽搁了一天，还耽搁了自己的慧命、自己的愿力。

常有那些学生过来问，曾老师你那么多藏书给我看看，给我复制一些走吧。我笑着说，你可以复制走老师的藏书，也可以复制走老师讲课内容，还有这些书本，但是老师的愿力跟原则，对事情的坚持，你永远复制不了。

虽然天寒地冻，照样能够在这里讲课。那天学生们问，我们要不要找一个避风的地方躲一躲，不要在那么冷的地方讲课。我告诉他，心中有爱即使寒天冻日都能温暖四肢，心中若没有慈爱便是春暖花开都毫无生机。春暖花开，但是人与人之间很冷漠，你也不温暖，我们要靠自己去调。

大茴味辛。大茴香味道很辛香的，我们当地人叫八角。疝气脚气，就这些寒冷疝气、脚气大茴香可以医治，一般疝气要用大茴香、小茴香配橘核、荔枝核这些核类药，能够入人体的生殖器，能行生殖器周围的气机。因为植物的种仁就是植物的生殖生长的地方，人体生殖生长地方就是少腹周围。所以大茴小茴都是入少腹周围。

肿痛膀胱。老年人前列腺炎膀胱胀痛，排尿困难，用茴香、葱白等打成粉，然后热敷到肚子上排尿的肿胀感觉就消掉了。有一个老人，他排尿排不出来，憋在膀胱里头胀痛难耐，吃了利尿药效果不理想，问我怎么办？

我说这不是膀胱的炎症啊，年老了火力小气机不通，用茴香、葱、肉桂、蒜等芳香的香料，辛香定痛祛寒湿，芳香能行气，打成粉用锅炒热以后敷在肚子上，外面再加一个热水袋，一敷完半小时，尿意就来了，就排出来了。

人如果暖洋洋的，排尿很顺畅，冷冰冰一收

缩尿都排不干净，所以要注意防寒保暖。

止呕开胃。大茴香止呕效果好，它止的是寒呕，竹茹止的是热呕。有个病人过年期间吃凉饮瓜果以后，老觉得翻来覆去睡不着觉，而且呼吸粗重。《黄帝内经》讲不得卧而息声重者，阳明逆也。

一个人俯卧不安，呼吸又很粗重，翻来覆去，那是阳明上逆。阳明逆要分为寒逆还是热逆，寒逆用生姜、茴香，热逆用竹茹、黄连。

我问他，你晚上睡不着觉，翻来覆去，呕出来的水是清的，还是臭的？他说清的。那就是寒逆，要用茴香、生姜、益智仁这些暖胃的中药，当天晚上喝了，当天晚上就不呕逆清水了，而且睡得很好，所以要治疗失眠、睡不着，不一定要用安神药。降胃即安神也，因为胃不和卧不安。

那天我们去割稻草，一个小孩子割完后乱放，平常父母就不让他割了，我也没让他不割。我只是说一句话，我说：孩子啊，乱七八糟是庸手所为，放得整整齐齐才是高手作风。

他一下子就听到心里去了，比爷爷、奶奶训

他骂他都有用，所以高明礼仪教弟子，低俗凶恶训恶狼。高明的人，他会用礼仪去教弟子，低俗的人老是破口大骂来训孩子。

干姜味辛。干姜是辛散辛热的，非常暖人体的肚子、脾胃。有一个拉肚子的患者，大便老是不成形，他冷水都不敢喝，一喝下去很快就腹泻，问我怎么办？

我说遇寒则加重者，必用暖中丸，暖中丸就是理中丸。可以去药店买附子理中丸或桂附理中丸，一盒吃完了，吃一些凉的东西就不会腹泻了。为什么会遇冷腹泻呢？因为肚腹中火力不够，所以理中丸专门理中焦，暖火力，它里面有干姜能够温暖中焦。

表解风寒。干姜可以把外面侵入身体的寒气给打出体外，你吹风或淋雨过后，老是鼻流清涕不止，可以用干姜、生姜、大枣、红糖一起煮水，就是一碗温中汤，喝下去鼻流清涕就收住了，鼻流清涕最好治。

早上喝效果更好，早上鼻流清涕最厉害，早

上是阳气往上升的时候，吃温暖的东西很好，所以早上吃面放姜那就是早吃姜胜参汤。

上车村一位阿姨的小孙子老流清鼻涕，说很难好，我说早上给他做饭不管做面条还是粥，都给他在碗里放一些姜丝。她说孙子不吃啊，我说吃几次就习惯了，就爱吃了。因为有些东西要养成习惯，结果吃了几次，早上打喷嚏、流清涕现象就没了。

你的孩子如果早上起来流清水鼻涕，你可以打一些干姜粉放在家里，喝粥也好，吃面也好，像盐一样每次放一小勺再吃下去，早上吃一次就好了，整个上午都不流清鼻涕，吃一段时间以后鼻炎流清鼻涕都会大为好转。

炮苦逐冷。炮制的生姜甚至炮制成炭，是辛苦的，还是热的，热量极其大，可以驱逐掉体内的冷气寒气。

妇人崩漏带下，要用炮姜，可以暖中收血，如果把炮姜跟当归炭结合在一起，通治一切中老年妇女属虚寒证的月经量大，崩漏血色偏淡的，或伴贫血、血气不足的,肚腹凉的中年妇女效果好。

虚寒尤堪。虚寒的病一定要用干姜,家里只要有老人干姜就有大用。我碰到过一个哮喘的老人,晚上一碗一碗地咳吐痰水,像水一样清稀,用陈皮、橘红效果都不理想。

橘红对于普通的痰气效果很好,但是对于这种水样痰还得用干姜,就开六君子加干姜、细辛、五味子,有化州橘红的也可以加一点进去,一吃下去三剂药,晚上睡觉安安稳稳,不用咳吐那么多的痰水了。

老人咳吐痰水很辛苦,胃里都是寒冷的,一经干姜、细辛、五味子温化,那些寒水通通都化掉了,所以寒水碰到干姜、细辛、五味子就像老鼠碰到猫一样。

附子这味药太厉害了,顽、恶、冷、痹,常常少不了它。附子性热。附子是大辛大热之品,可以通十二经,通上彻下,身体哪个地方寒冷都可以温到。所以风湿关节痛、颈肩腰腿寒痛、肚子胀、喉咙痛,没有一处的凉痛是它治不了的。

性走不守。服用附子之后你会发现全身血脉都喷张，体内气机会走来走去。老师说学一味药，你要看到它，看到这个药了，你要采到它，现场见到它，你要品尝到它，你尝过了，再给患者用，就会心中有数。

像当时人家说半夏重用了，舌头会麻，我们就尝生半夏确实会舌头麻，而且很厉害，书上叫戟喉，喉咙像被刀割一样，但是用大量煮熟的就没事。这是尝到了，还有呢？还要学到它，我们要学到古籍中关于它的描述。最后要学以致用，前面都是在上子弹，后面用到了才是打枪。

有次我在药房里跟老师就一起尝了附子汤，附子一喝下去，所有人都有一种感受，就是上楼梯很轻快，腿脚的湿气走得很干。所以附子有一个美好的名称叫善逐，吃附子两条腿也很善于追逐，善于走路，好像腿上夹着风火轮一样走得特别快。

所以秋冬天腿冰凉冰凉的盖三床被子都没用的，用附子、干姜、甘草三味药，各十克左右煮水，一吃下去就会不觉得那么凉了，但是不能吃太多，吃多了太过燥热，就不想盖被子了，在冰天雪地里都不想盖被子。

你看四川人为什么在天寒地冻的时候那么厉害，他们每年到冬天的时候，会搞一锅浓浓的附子汤喝下去。冬季补一冬，来年无病痛，冬季进补，来年打虎，他们有这个魄力，冬天就可以吃一些温中暖肾之品。

附子善走不守，四肢厥冷，回阳功有。四肢冷、痛、风湿痹证少不了它。

我告诉大家，最厉害的桂枝附子汤在《伤寒论》会讲到，专用于风寒湿痹证，周身关节痛。在骨伤科医院有一个患者，风湿关节痛得很严重，叫白虎历节，关节痛得像被老虎咬那么痛，被狗咬已经很凶了，被老虎咬要痛到骨头深层去。

我说用桂枝附子汤，一剂下去病痛若失，所以桂枝、附子、生姜、大枣、甘草，不是很顽固的关节痛我不给他用，除非是特别厉害的痛才给用，这是厉害的方子。以前有用虫类药还可以加一些动物药，但是现在能不用动物药，尽量不要用。

附子回阳功有。比如说老年人要虚脱了，属于脱证中的阳脱，四肢冷汗收不住，很濒危状态，附子就可以救命。

大汗亡阳，阳主卫外所以重用参附汤，可以回阳救逆，参附汤自古以来不知道救了多少将死之人，如果将死之人的脱证，参附汤都救不回来就没有汤药可以救得回来。所以家里有垂危之际的老人可以炖好参附汤备用。

现在有研究出参附针，在医院里很流行，心脏都要停跳了，注射完参附针心脏又可以恢复跳动，这就是救命的参附汤。

有个老人八十多岁，已经坐轮椅了，住在医院里，心率每分钟只有四五十次，总是心率慢，问我该怎么办？

我说可以一搏，因为参附汤可以加强心脏动力，人参十克，附子五十克浓煎成水，熬成浓浓的参附汤，注意要浓煎不要吃多，吃多了消化不了。喝完以后脸都发红了，几剂之后心率就慢慢变快了一些,然后又多活了一年多。参附汤有回阳之功,可以把阳气救回来,它的功劳是非常大的。

好!我们今天就到这里,更多精彩在明天。

方药集锦

1. 痞结

咽喉：枳壳、桔梗、苏梗。

胸中：枳壳、桔梗、木香。

胃：枳壳、陈皮、麦芽。

肝胆：枳壳、延胡索、川楝。

乳房：枳壳、橘叶、香附。

胸腹：枳壳、厚朴。

2. 腰部胀痛

枳壳、威灵仙、丹参、三七。

3. 口吐清水、腹胀

白蔻仁、益智仁研末，每次一勺冲水服用。

4. 眼花耳鸣

益气聪明汤加白蔻仁。

5. 酒后呕胀（舌偏白）

理中汤加蔻仁、砂仁、厚朴、葛根、藿香。

6. 急性扁桃体炎

威灵仙20克，青皮20克，白英10克。

7. 乳腺增生

青皮、三棱、莪术。

8. 肠道积滞

四君子加青皮、鸡屎藤、陈皮、麦芽。

9. 痰喘

糖醋萝卜拌陈皮。

10. 黄痰

陈皮、竹茹。

11. 治痰总方——二陈汤

陈皮、茯苓、半夏、甘草。

12. 顽固性乳腺增生

陈皮重用 30~50 克。

13. 便秘

四逆散加火麻仁 20 克,陈皮 30 克。

14. 大便不成形

苍术 10 克泡茶。

15. 关节肿痛

苍术泡茶饮。

16. 湿热下注

四妙散(苍术、黄柏、薏苡仁、川牛膝)。

17. 腿脚湿重肿痛

四妙散加藤类药(鸡血藤、络石藤、海风藤等)。

18. 痰多

平胃散(陈皮、甘草、苍术、厚朴)。

19. 寒湿外感（头重如裹）

神术散（苍术、陈皮、厚朴、炙甘草、藿香、砂仁）。

20. 水土不服散

苍术、藿香、佩兰。

21. 胃肠型感冒

藿香正气散。

22. 肚子胀满

一味厚朴可消胀除满。

23. 梅核气

四逆散加半夏厚朴汤。

24. 儿童腹泻（状如稀水）

平胃散（陈皮、甘草、苍术、厚朴）。

25. 风痰

涤痰汤（茯苓、人参、甘草、橘红、胆南星、半夏、竹茹、枳实、石菖蒲）。

26. 烂疮散

胆南星研末调醋敷在疮口上。

27. 食伤胃口不开

二陈汤加半夏。

28. 心脑血管疾病铁锤方

丹七温胆汤，即温胆汤（陈皮、半夏、茯苓、甘草、枳实、竹茹）加丹参、三七。

29. 痰厥头痛

半夏白术天麻汤（半夏、天麻、茯苓、橘红、白术、甘草）。

30. 呕吐

小半夏汤（半夏、生姜）。

31. 咳吐脓痰

四逆散加小陷胸汤（黄连、半夏、瓜蒌）。

32. 胃胀失眠

半夏泻心汤（半夏、黄连、黄芩、干姜、炙甘草、人参、大枣)。

33. 外感发汗

煮姜汤喝,或盖被子发汗,或用热水熏蒸,或用暖水宝,热敷膀胱经。

34. 暑湿外感

藿香、佩兰、生姜、大枣、陈皮、麦芽。

35. 暑湿上吐下泻

藿香正气散。

36. 严重心脏病（痰水重）

丹参、槟榔、石菖蒲、枇杷叶。

37. 痢疾

芍药汤（芍药、当归、木香、槟榔、大黄、黄连、黄芩、官桂、甘草）。

38. 打嗝饱胀

大腹皮、陈皮泡茶饮。

39. 生气胸闷

大腹皮、陈皮、麦芽。

40. 脾虚没胃口

四君子加大腹皮、陈皮、麦芽。

41. 水湿肥胖

五皮饮（桑白皮、茯苓皮、生姜皮、五加皮、大腹皮），配五苓散（猪苓、茯苓、泽泻、白术、桂枝）。

42. 伤暑

香薷 30~50 克煮水，喝下去，立马发汗利小便。

43. 吃隔夜饭肚子胀

香薷 30 克煮水喝。

44. 舌苔白腻

香薷 20 克加入辨证方中。

45. 久坐胸闷烦热

苍术、藿香、香薷打粉，每次一勺，水冲服。

46. 湿泻抽筋

扁豆、薏苡仁、赤小豆等豆制品，煮水后服用，祛湿，利筋骨。

47. 斩咳尾

咳而咽喉痒者，用止嗽散（百部、甘草、荆芥、桔梗、紫菀、白前、陈皮）。

咳而不痒者，用参苓白术散（人参、茯苓、白术、白扁豆、陈皮、山药、甘草、莲子、砂仁、薏苡仁、桔梗）。

48. 化酒毒

扁豆、绿豆、赤小豆、黑豆煮水喝，可化饮酒、煎炸、烧烤等饮食之毒，可消痤疮，令湿气往下走。

49. 膀胱结石

用猪苓煮水，可利尿通淋排结石，体虚者可

加黄芪、党参。

50. 尿道涩痛，小便黄

猪苓30～50克，煮水喝。

51. 降血脂

荷叶、泽泻。

52. 小便淋漓涩痛

小便黄赤用八正散（木通、车前子、萹蓄、大黄、滑石、甘草、瞿麦、栀子、灯心草）。

小便清长用六味地黄丸（熟地黄、山药、山茱萸肉、牡丹皮、茯苓、泽泻），加石菖蒲。

53. 阴囊潮湿

用马勃打粉外敷。

尿黄赤者服用龙胆泻肝丸（栀子、黄芩、柴胡、生地、车前子、泽泻、木通、甘草、当归）。

尿清长者用六味地黄丸。

54. 梅尼埃病（水饮耳鸣头晕）

四逆散加白术 30 克，泽泻 30 克。

55. 舌上长肿瘤

导赤散（生地黄、甘草、竹叶、木通）。

56. 口臭（舌苔黄垢腻）

甘露消毒丹（白蔻仁、藿香、茵陈、滑石、木通、石菖蒲、黄芩、连翘、贝母、射干、薄荷）。

57. 急性尿道炎、热火眼赤

车前草一把，煮水喝。

58. 目暗不明

驻景丸（菟丝子、熟地黄、车前子）。

59. 血压高

车前子泡茶饮。

60. 水泻

车前子粉冲服。

61. 脚跟骨痛

六味地黄丸加地骨皮、威灵仙。

62. 肺热咳嗽

地骨皮、桑白皮。

63. 牙痛

地骨皮、白芷、骨碎补。

64. 骨蒸

地骨皮、百合、知母。

65. 流鼻血

白茅根、芦根、地骨皮加生地黄。

66. 湿肿脚气

鸡鸣散（鸡鸣散是绝奇方，苏叶茱萸桔梗姜，瓜橘槟榔煎冷服，脚气浮肿效果良。即苏叶、吴茱萸、桔梗、生姜、木瓜、橘皮、槟榔）。

67. 抽痛症

芍药、甘草、木瓜、牛膝。

68. 腰膝冷痛

腰三药（黄芪、杜仲、枸杞子）加威灵仙。

69. 鱼骨卡喉

威灵仙加醋煮水慢咽。

70. 梅核气

半夏厚朴汤（半夏、厚朴、茯苓、生姜、苏叶）加威灵仙。

71. 周身痹痛三药

威灵仙、当归、肉心打粉，炼蜜为丸。

72. 凉血三药

牡丹皮、茜草、紫草。

73. 月经停闭

四逆散加桂枝茯苓丸、山楂，即桂枝、茯苓、桃仁、赤芍、牡丹皮。

74. 阑尾炎

大黄牡丹汤（大黄、桃仁、牡丹皮、冬瓜仁、芒硝）加红藤、败酱草。

75. 无汗骨蒸

青蒿鳖甲汤（青蒿、鳖甲、知母、生地黄、牡丹皮）。

76. 生气咽痛

丹栀逍遥散（牡丹皮、栀子、当归、白芍、柴胡、茯苓、白术、甘草、生姜、薄荷）。

77. 发热后大便不通

玄参、麦冬、生地黄。

78. 痔疮出血

增液汤（玄参、麦冬、生地黄、肉桂），加乙字汤（升麻、柴胡、黄芩、大黄、当归、甘草）。

79. 牙齿松动

知柏地黄丸（知母、黄柏、生地黄、山药、山萸肉、牡丹皮、茯苓、泽泻），加地骨皮、白术、骨碎补、玄参。

80. 瘰疬

四逆散加消瘰丸（玄参、贝母、牡蛎）加猫爪草。

81. 咽痛四药

玄参、麦冬、甘草、桔梗。

82. 咽喉燥咳

沙参、麦冬、雪梨。

83. 肺痈

四逆散加沙参、麦冬、鱼腥草、桔梗、甘草。

84. 阴虚胃痛

一贯煎（沙参、生地黄、麦冬、枸杞子、当归、川楝子）。

85. 大劳后发热

沙参、生地黄、麦冬、枸杞子。

86. 益胃汤

沙参、生地黄、麦冬、玉竹、冰糖。

87. 暗疮

复方丹参片,再配合维 C 银翘片。

88. 月经严重闭塞

一味丹参 80 克;或丹参 30 克,配川牛膝、泽兰、益母草。

89. 心绞痛

丹参滴丸或者复方丹参片。

90. 手上长疮

四逆散加丹参、当归、乳香、没药。

91. 口干苦

一味苦参 10~20 克,煮水喝下去,口干苦就会消失。

92. 疮痈肿毒

苦参、蒲公英煮水。

93. 大便出血

乙字汤加地榆、槐花、苦参。

94. 荨麻疹

消风散（当归、生地黄、防风、蝉蜕、知母、苦参、胡麻、荆芥、苍术、牛蒡子、石膏、甘草、木通）。

95. 口苦眼珠痛

小柴胡汤加龙胆草。

96. 下焦湿肿

龙胆泻肝汤（栀子、黄芩、柴胡、生地黄、车前子、泽泻、木通、甘草、当归）。

97. 肝经热烦

龙胆草、莲子心泡水喝。

98. 风湿痹痛

五加皮泡酒，或者用五加皮、木瓜、川牛膝打粉。

99. 风湿脚痛

蠲痹汤（羌活、独活、桂枝、秦艽、海风藤、桑枝、当归、川芎、乳香、木香、甘草）。

100. 体虚肥胖

防己黄芪汤（防己、黄芪、白术、甘草、大枣、生姜）。

101. 风湿关节肿痛

防己、羌活、独活、威灵仙。

102. 烧烫伤

地榆研成粉，跟蜂蜜一起调和外敷。

103. 烂口难愈合

地榆配白及打粉外敷。

104. 血崩

地榆炭。

105. 神惊易醒

茯神、人参打粉。

106. 惊悸

人参、茯神、石菖蒲。

107. 脾气大睡眠差

四逆散加茯神、远志、夜交藤、合欢皮。

108. 血压高眠差

四逆散加颈三药、茯神、牛膝。

109. 肾虚遗精

六味地黄丸加石菖蒲、远志。

110. 更年期心烦汗多

酸枣仁汤（酸枣仁、甘草、知母、茯苓、川芎），加甘麦大枣汤（甘草、小麦、大枣）。

111. 熬夜、失眠、口腔溃疡

天王补心丹（人参、茯苓、玄参、丹参、桔梗、远志、当归五味子、麦冬、天冬、柏子仁、酸枣仁、生地黄）。

112. 贫血

八珍汤（川芎、当归、熟地黄、白芍、茯苓、甘草、党参、白术），加枣仁、鸡血藤、黄芪。

113. 抑郁失眠

四逆散加石菖蒲、郁金。

114. 痰多关节痹痛

小青龙汤（麻黄、芍药、细辛、炙甘草、干姜、桂枝、五味子、半夏），加丹参、石菖蒲、威灵仙。

115. 痰多咽喉沙哑

二陈汤（陈皮、半夏、茯苓、甘草），加四逆散、石菖蒲、桔梗。

116. 癫痫

涤痰汤（枳实、竹茹、陈皮、半夏、茯苓、甘草、胆南星、石菖蒲）。

117. 老年痴呆

人参、石菖蒲、茯苓、麦冬。

118. 心慌失眠汗多

生脉饮（人参、麦冬、五味子），加柏子仁、酸枣仁、百合、知母。

119. 小儿遗尿

乌药、益智、牛大力、五指毛桃、金樱子。

120. 寒呕

益智仁、生姜。

121. 口臭

大黄、甘草、薄荷、石菖蒲、佩兰、藿香。

122. 心腹冷痛

甘松打粉冲服。

123. 盆腔积液

小茴香 30 克煮水，煮成浓水过后，一次性喝下去。

124. 痛经

少腹逐瘀汤（小茴香、干姜、延胡索、没药、当归、川芎、官桂、赤芍、蒲黄、五灵脂）。

125. 肚子冷痛

小茴香、肉桂、干姜。

126. 口泛清水

小茴香、陈皮、生姜、大枣。

127. 年老排尿困难

茴香、肉桂打粉炒热，外敷肚脐，外加热水袋。

128. 睡觉息声重

此为阴阳逆也，寒逆用茴香、生姜；热逆用竹茹、黄连。

129. 虚寒拉肚子

理中丸（人参、干姜、白术、甘草）。

130. 鼻流清涕

干姜、生姜、大枣、红糖。

131. 老人久咳

六君子加干姜、细辛、五味子。

132. 腿冷重

附子、干姜、甘草。

133. 风湿关节痛

桂枝、附子、生姜、大枣、甘草。

精彩回顾

1. 一日之计在于晨,你要想一天都有精神,就要早起。

2. 早起一个人的气会比较兴旺,因为顺着大自然节气走,你的身体会很棒。

3. 长寿老人基本上都是四个字,即早睡早起。早睡早起,没病惹你。

4. 胸满用枳壳,腹满用厚朴。

5. 既要思维兔子快,也要体能乌龟耐。

6. 解湿就是解酒,行气就是排浊。

7. 人的身体一定要在健康的时候锻炼,而不是生病了才想起锻炼。

8. 等生病了再来锻炼身体，那你损失很大，所以没生病时就有警惕，要锻炼。

9. 我觉得一根筋一条心，一个想法能干一辈子，这样的人才是最可贵的。

10. 百病都起于气郁，起于痰阻，痰生怪病。

11. 脾气大，又饮食不节，用四逆二陈汤。

12. 痰结在身体里头日久会变包块积聚，包块积聚日久了，则脏腑功能障碍就会坏死。

13. 天下没有难过的关，只有敢不敢闯的人。敢闯无难关，怯懦关关难。

14. 气行则湿行，气滞则湿停。

15. 我慢高山，法水不入。

16. 最高的境界就是低谷。

17. 厚朴苦温，苦能够降气，温能够祛胀。

18. 端身正意，才不会压住气脉，脑子才灵光。

19. 痰随气升降。

20. 无湿不作泻。

21. 痰生百病食生灾。

22. 诸呕吐，谷不得下，小半夏汤主之。

23. 痰浊碰到小陷胸汤好像灰尘碰到扫把。

24. 专注的极致是为法忘躯。

25. 敬师跟信师，比聪明才智更重要。

26. 没有汗珠淌，哪来饭菜香。

27. 藿香能够外散风寒，内停霍乱。

28. 溪水，常年哗哗响；大海，从来不喧哗。

29. 考试不一定在桌子上，它在你平常生活中，干活中。

30. 行气则后重自除，活血则便脓自愈。

31. 我不怕学问难，也不会怕山难走，就怕你走到半路不知道自己要干什么。

32. 没福气的人总是听到是非。有福气的人，总听到真善美。

33. 当你闻思修进展不顺利时，天下最好的美食，你吃下去都会索然无味。

34. 光听不练如数宝者，如数他人宝，自无半分毫。

35. 若人近贤良，譬如纸一张，以纸包兰麝，因香而得香。

36.一个人看他有什么成就，看他的朋友圈，朋友圈都是贤良的，这个人不得了。

37.若人近邪友，譬如柳一条。以柳穿鱼鳖，因臭而得臭。

38.人勤地长宝，人懒地长草。

39.天底下没有不好的事，只有懒惰的人，没有挖不到宝的地方，只有懒惰不爱挖宝的人。

40.逆境中的娃子往往跑得快。

41.诸痉项强，皆属于湿。

42.气顺则咳止，中焦和则肺气生。

43.治疮要先治火，治火要先降气，气顺则火消，火消则疮平。

44.精气神足，方法总比困难多；精气神不够呢，困难总比方法多。

45.事情干不好，并不是因为这个事情本身很难，而是你没精神。

46.精气虚的时候，做什么事情都难如登天，精气足的时候做什么事情都易如反掌。

47. 人拼到最后，我觉得不仅凭聪明才智、资历学历，拼的是精气神。

48. 把你刚学的那股劲一直保持到最后，叫善始善终。

49. 一个受不得半点委屈的人，成不了什么大器。

50. 你承受住委屈了，那才是真了不起。

51. 考试不一定在考场上，平时任何微细之处，都在考试。

52. 身静长指甲，心静长头发。

53. 拳怕少壮，棍怕老狼。

54. 为什么男性寿命普遍不如女性，睡懒床，起得晚，懒一懒多喝药一碗。

55. 每天叫醒你的，不是闹钟，而是你的志向。

56. 当有志向的猫一出现，坏习气的老鼠就不见了。

57. 水道通畅百病消。

58. 年轻的苦不是真苦，年老的苦才是真苦。

59. 树尚且如此上进、攀高，我们人怎么能够下流无耻呢？

60. 威灵仙能够利周身百节之痛。

61. 急躁上火的用地骨皮，湿气重懒洋洋的用苍术。

62. 拼命想自己成功的人，永远成功不了，想让更多人同时成功，那你就成功了。

63. 心里头不缺骨气，肚子里头不缺书卷气，那自然身体就不缺运气！

64. 穷已彻骨，纵有一分生机，饿死不如读死。学未惬意，仍需百般努力，文通即是运通。

65. 鸟随鸾凤飞腾远，人学圣贤境界高。

66. 男抖贫，女抖贱，抖是心动的表现。

67. 这时代追求快，不是唯一，要追求耐，追求稳，追求长远。

68. 常运动一身轻，不运动一身病。

69. 蚂蚁爬树不怕高，有心学习不怕老。

70. 能造就人才者天就不能孤，能外其身者天不能病，能以身任天下后世者，天不能绝。

71. 历练是"练"字当头，越困难越要去战胜它。

72. 人要是去除自己的贪念像看到蛇就跑那么快，这个人不成圣也会成贤了。

73. 做人要雷厉风行，要么不下决定，要下决定就要坚持到底。

74. 拔除嗔恨要像拔除蜂针毒那样，把它挤干净。

75. 一懒一切懒，一勤一切勤。

76. 能够独立自主的人，都是在懒人傲慢的头挺立出来。

77. 有才而性缓者大才也，有智而气平大智也。

78. 气门大肺活量大的人，生命耐久度好。

79. 智者的思维他帮别人，他还会感谢别人。

80. 不怕千山万水，只怕你管不住自己那张嘴！

81. 改变他人的眼光，唯有自己争气。

82. 不怕脑筋笨，就怕不勤奋。

83. 与其关注他人，不如雕琢自己！

84. 气一补足，神一安定，就不会有噩梦。

85. 心主上肢，腰脚主下肢。

86. 转头忘脑子不灵光，那是心血少。

87. 劳动是最尊贵的修行。

88. 手得血则能够握，目得血则能视，口得血能讲。

89. 一份迫切想解除疾苦的心，比一车的医书还珍贵。

90. 视病患如己出！看病人的疾苦好像自己的苦。

91. 修己以敬，杏林先辈乃吾师。视民如伤，病苦苍生皆吾子。

92. 守时是一个人做成大事的品质。

93. 即使你缓慢如蜗牛，你照样可以达到雄鹰般的高度。

94. 不经历一些苦难、波折，是不会成长的。

95. 身体要劳动，心要想群众。

96. 学会《增广》会说话，学会《幼学》走天下。

97. 相遇者众，相知者寡。

98. 腹痛小茴香，腰痛杜仲良。

99. 炮制虽繁，不敢省人工，采办虽贵，不敢节药力。

100. 心中有爱即使是寒天冻日，也能温暖四肢。

后　记

如若生病当快乐，若处苦境当吃补。

一个人生病了，担忧恐惧只会让病情更严重，而快乐却是疗伤的圣药。

病痛只是在提醒我们要改正错误的生活方式。

言吾过者是吾师，病痛是我们的良师益友，这难道不是一件值得快乐的事情吗？

身处苦境，更能砥砺我们奋进，专注地学习工作，逆流而上。

一个人在苦境中才能够真正成长起来，这叫吃苦当吃补。

所以在病苦中的人们啊，不要悲伤难过，要积极乐观地面对它，解决它，再放下它！

《〈药性歌括四百味〉白话讲记②》已经完成，敬请期待下一部《〈药性歌括四百味〉白话讲记③》。

神在手前　意透其中　如网天罗　无病能逃

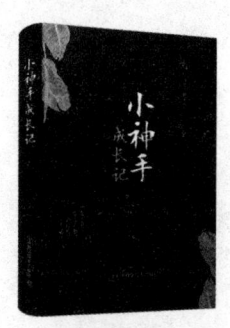

小神手成长记
曾培杰　汪雪美　编著
定价：35.00 元

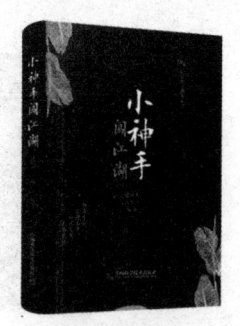

小神手闯江湖
曾培杰　汪雪美　编著
定价：35.00 元

《小神手成长记》主要记载了作者教授十里八村的儿童明理、认穴、推拿治病的各种小故事，也是真实的治疗案例。作者曾培杰借用生活中的常识、现象来重新解读中医推拿按摩中常运用到的理论。作者以别样的角度重新命名这些难懂的中医推拿专业理论术语，显得活泼有趣又直接明了，如"春阳融雪理论""摇井理论""泄洪减压理论"等 40 个理论。并为这些理论编写了通俗易懂、朗朗上口的口诀，便于记忆和传播。全书语言风趣幽默，将枯燥的理论改头换面融入一个个小故事中，兼具了趣味性和学术性。适宜广大中医药爱好者和热衷于保健养生的人群阅读参考。

《小神手闯江湖》是《小神手成长记》的姊妹篇，也是这一系列中的实践操作篇。本书作者曾培杰结合自身多年的临床经验，博采众长，详细讲述了头面五官科疾病、消化系统疾病、皮肤科疾病、妇科疾病、泌尿系统疾病等 100 种疾病的中医推拿治疗方法和简单的方药。作者细致地讲解了每一种疾病，并附有症状、治法、调养宜忌和真实病例。全书结构条理清晰，语言通俗易懂，教授的方法简单易学。适合中医药临床工作者和广大中医药爱好者借鉴参考。

纷繁的世界里，有个中医的"桃花源"
闲来干干农活，看看田间的"扁鹊"

小郎中跟师日记
曾培杰　丁润雅　著
定价：28.00元

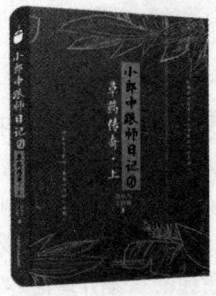

小郎中跟师日记②：草药传奇（上）
曾培杰　丁润雅　著
定价：30.00元

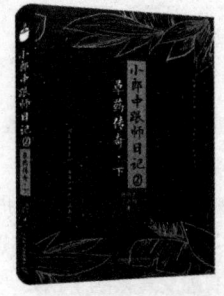

小郎中跟师日记②：草药传奇（下）
曾培杰　丁润雅　著
定价：30.00元

　　一位资深的医护工作者在重病之后，深切地体会到中医学的珍贵，毅然决然地从湖南来到广东省揭阳市五经富镇，登门拜师，跟随曾培杰医生学习中医。并用日记的形式记录下作者每日跟诊学习的收获和在田间劳作的乐趣，把曾培杰医生诊治诸多疾病的临床经验和学术思想，淋漓尽致地展现出来，也原汁原味地描绘出作者在这个美丽的南方小镇中生活的画面。通过作者每日跟诊学习的积累，可以看到中医师带徒这一教学模式的独特之处，在跟诊抄方之中，把中医之道传承下来。